Das XXL Sodbrennen Kochbuch: Mit 150 leckeren und gesunden Rezepten gegen Sodbrennen! Inkl. 14 Tage Ernährungsplan

Inhaltsverzeichnis

Einleitung

Sehr geehrte Leserinnen und Leser,

ich begrüße Sie herzlich zu diesem Kochbuch, das sich speziell dem Thema Sodbrennen widmet. Sodbrennen, eine unangenehme Empfindung im Bereich der Brust, die oft von einem sauren Geschmack im Mund begleitet wird, betrifft viele Menschen weltweit. Die Ursachen können vielfältig sein, von bestimmten Lebensmitteln bis hin zu Lebensstilgewohnheiten. Dieses Kochbuch wurde entwickelt, um Ihnen eine breite Palette von köstlichen und gleichzeitig sodbrennenfreundlichen Rezepten zu präsentieren.

In unserer modernen Welt, geprägt von stressigen Lebensstilen und oft hastigen Essgewohnheiten, leiden immer mehr Menschen unter den lästigen Symptomen von Sodbrennen. Die Auswahl der richtigen Lebensmittel und die Anpassung von Kochgewohnheiten können jedoch erheblich dazu beitragen, diese Beschwerden zu lindern oder sogar zu verhindern. Hier setzt dieses Kochbuch an, indem es Ihnen nährstoffreiche und bekömmliche Rezepte präsentiert, die nicht nur Ihren Gaumen verwöhnen, sondern auch Ihre Verdauung schonen.

Der Weg zu einer sodbrennenfreundlichen Ernährung erfordert kein Verzicht auf Genuss. Im Gegenteil – dieses Kochbuch zeigt, dass gesunde Mahlzeiten und kulinarischer Genuss Hand in Hand gehen können. Wir haben sorgfältig Rezepte ausgewählt und entwickelt, die nicht nur die Bedürfnisse derjenigen berücksichtigen, die an Sodbrennen leiden, sondern auch alle anderen ansprechen, die nach ausgewogenen und schmackhaften Mahlzeiten suchen.

Tauchen Sie ein in die Vielfalt der Gerichte, die Ihnen helfen werden, Sodbrennen zu vermeiden und gleichzeitig Ihren Gaumen zu verwöhnen. Entdecken Sie kreative Zubereitungen, die nicht nur schonend für den Magen sind, sondern auch die Freude am Kochen und Essen neu beleben. Wir laden Sie ein, mit uns auf eine kulinarische Reise zu gehen, bei der Sie lernen werden, wie Sie Ihren Speiseplan anpassen können, um die lästigen Symptome von Sodbrennen zu minimieren.

Ganz gleich, ob Sie bereits unter Sodbrennen leiden oder einfach nur präventiv handeln möchten – dieses Kochbuch bietet Ihnen eine Fülle von Inspirationen für sodbrennenfreundliche Gerichte, die Ihren Alltag bereichern werden.

Was ist Sodbrennen?

Sodbrennen ist eine gastrointestinale Beschwerde, die durch das Zurückfließen von Magensäure in die Speiseröhre verursacht wird. Die Speiseröhre, auch als Ösophagus bekannt, ist der muskuläre Schlauch, der den Rachen mit dem Magen verbindet. Normalerweise wird der untere Teil der Speiseröhre durch einen Muskelring, den unteren Ösophagussphinkter, verschlossen. Diese Barriere verhindert normalerweise, dass der saure Mageninhalt in die empfindliche Schleimhaut der Speiseröhre gelangt.

Wenn jedoch dieser Schließmuskel nicht ordnungsgemäß funktioniert oder sich unkontrolliert öffnet, kann Magensäure in die Speiseröhre gelangen. Dieses Zurückfließen wird als gastroösophagealer Reflux bezeichnet und ist der Hauptauslöser für Sodbrennen.

Die erlebten Beschwerden bei Sodbrennen sind oft charakteristisch. Ein brennendes Gefühl im Brustbereich, das oft als retrosternales Brennen bezeichnet wird, ist eines der häufigsten Symptome. Dieses Unbehagen kann bis zum Hals oder sogar in den Mund aufsteigen und wird manchmal von einem sauren oder bitteren Geschmack begleitet.

Die Intensität und Häufigkeit von Sodbrennen können variieren, von gelegentlichen leichten Beschwerden bis zu regelmäßigen und stärkeren Symptomen. Die Auslöser für Sodbrennen sind vielfältig und können durch Ernährungsgewohnheiten, Lebensstil, bestimmte Medikamente und sogar anatomische Faktoren beeinflusst werden.

Um Sodbrennen zu vermeiden oder zu lindern, können verschiedene Maßnahmen ergriffen werden, darunter die Anpassung der Ernährung, das Vermeiden von Trigger-Lebensmitteln, die Veränderung von Lebensgewohnheiten und in einigen Fällen die Anwendung von Medikamenten, die die Säureproduktion im Magen regulieren. Bei wiederkehrenden oder besonders belastenden Beschwerden ist es ratsam, ärztlichen Rat einzuholen, um mögliche Ursachen zu klären und eine angemessene Behandlungsstrategie zu entwickeln. Sodbrennen sollte nicht ignoriert werden, da unbehandelte Fälle zu Komplikationen führen können, wie beispielsweise Entzündungen der Speiseröhre oder Schädigungen der Schleimhaut.

Ursachen für Sodbrennen

Sodbrennen wird in der Regel durch das Zurückfließen von Magensäure in die Speiseröhre verursacht. Dieser Rückfluss, auch als gastroösophagealer Reflux (GERD) bezeichnet, kann auf verschiedene Ursachen zurückzuführen sein. Hier sind einige der häufigsten Auslöser für Sodbrennen:

- **Schwacher unterer Ösophagussphinkter:** Der untere Ösophagussphinkter ist ein Muskelring am Ende der Speiseröhre, der normalerweise verhindert, dass Magensäure in die Speiseröhre gelangt. Ein schwacher oder entspannter Sphinkter kann dazu führen, dass Magensäure leichter zurückfließt.

- **Hiatushernie:** Bei einer Hiatushernie handelt es sich um eine anatomische Anomalie, bei der ein Teil des Magens durch das Zwerchfell in die Brusthöhle rutscht. Dies kann den unteren Ösophagussphinkter beeinträchtigen und das Risiko für Sodbrennen erhöhen.

- **Ernährungsgewohnheiten:** Der Verzehr von bestimmten Lebensmitteln kann Sodbrennen auslösen oder verschlimmern. Dazu gehören fettige, würzige oder säurehaltige Lebensmittel, sowie Schokolade, Zitrusfrüchte, Knoblauch, Zwiebeln, Tomatenprodukte und Kaffee.

- **Übergewicht:** Übergewicht und Fettleibigkeit können den Druck auf den Magen erhöhen, was den Rückfluss von Magensäure in die Speiseröhre begünstigt.

- **Rauchen:** Das Rauchen kann den unteren Ösophagussphinkter schwächen und die Produktion von Speichel verringern, der normalerweise dazu beiträgt, die Magensäure zu neutralisieren.

- **Schwangerschaft:** Schwangere Frauen erleben häufig Sodbrennen aufgrund des Drucks, den das wachsende Baby auf den Magen ausübt, sowie hormoneller Veränderungen, die den unteren Ösophagussphinkter beeinflussen.

- **Medikamente:** Bestimmte Medikamente, wie nichtsteroidale entzündungshemmende Medikamente (NSAIDs), blutdrucksenkende Medikamente, bestimmte Muskelrelaxanzien und Bisphosphonate, können Sodbrennen als Nebenwirkung verursachen.

- **Stress und Angst:** Emotionale Belastungen und Stress können die Magenfunktion beeinflussen und das Risiko für Sodbrennen erhöhen.

Symptome bei Sodbrennen

Sodbrennen äußert sich durch eine Reihe von charakteristischen Symptomen, die oft als unangenehm und belastend empfunden werden. Hier sind die häufigsten Anzeichen von Sodbrennen:

Brennendes Gefühl in der Brust: Das charakteristischste Symptom von Sodbrennen ist ein brennendes, unangenehmes Gefühl im Brustbereich, direkt hinter dem Brustbein. Dieses Brennen erstreckt sich häufig vom Magen bis zur Kehle.

Saurer Geschmack im Mund: Viele Menschen mit Sodbrennen berichten von einem sauren oder bitteren Geschmack im Mund, der auf das Zurückfließen von Magensäure in die Speiseröhre hinweist.

Sodbrennen nach dem Essen: Die Symptome von Sodbrennen treten oft nach dem Essen auf, insbesondere wenn man sich nach einer Mahlzeit hinlegt oder sich bückt.

Schluckbeschwerden: Einige Menschen mit Sodbrennen können Schwierigkeiten beim Schlucken oder ein Engegefühl in der Brust verspüren.

Aufstoßen: Das Aufstoßen von saurem Mageninhalt oder Luft ist ein häufiges Begleitsymptom von Sodbrennen.

Heiserkeit oder Husten: Bei wiederholtem Kontakt von Magensäure mit den Stimmbändern kann es zu Heiserkeit oder einem chronischen Husten kommen.

Schlafstörungen: Sodbrennen tritt oft nachts auf und kann zu Schlafstörungen führen. Einige Menschen wachen möglicherweise mit saurem Geschmack im Mund oder Husten auf.

Lebensmittel, die man bevorzugen sollte

Bei Sodbrennen ist die Auswahl von Lebensmitteln wichtig, um die Beschwerden zu lindern und mögliche Auslöser zu minimieren. Hier sind einige Lebensmittel, die in der Regel gut verträglich sind und dazu beitragen können, Sodbrennen zu reduzieren:

- **Mageres Fleisch:** Hühnchen, Putenfleisch und mageres Rindfleisch sind gute Proteinquellen, die weniger Fett enthalten und daher weniger saure Produktion im Magen stimulieren.
- **Fisch:** Fettarme Fischsorten wie Lachs, Forelle und Kabeljau sind reich an Omega-3-Fettsäuren und bieten eine gute Proteinquelle.
- **Gemüse:** Grünes Gemüse wie Spinat, Brokkoli, Grünkohl und Spargel sind in der Regel gut verträglich. Kartoffeln können ebenfalls eine gute Wahl sein, solange sie nicht frittiert oder stark gewürzt sind.
- **Haferschleim:** Haferflocken sind leicht verdaulich und können als Haferschleim eine schonende Mahlzeit für den Magen darstellen.
- **Reis und Quinoa:** Diese sind magenfreundlich und können eine gute Basis für Mahlzeiten sein.
- **Bananen:** Bananen sind in der Regel gut verträglich und können eine süße Alternative ohne hohe Säuregehalte darstellen.
- **Ingwer:** Ingwer kann beruhigend auf den Magen wirken. Ingwertee oder frischer Ingwer in kleinen Mengen können hilfreich sein.

- **Fettarme Milchprodukte:** Fettarme oder fettfreie Milchprodukte wie Joghurt, Milch und Käse können eine gute Kalziumquelle sein, ohne den Fettgehalt zu erhöhen.

- **Vollkornprodukte:** Vollkornbrot, Vollkornnudeln und brauner Reis können eine gesunde Quelle für Ballaststoffe sein, vorausgesetzt, sie werden gut vertragen.

- **Aloe Vera Saft:** Aloe Vera Saft kann beruhigend auf den Verdauungstrakt wirken und wird manchmal zur Linderung von Sodbrennen verwendet.

Lebensmittel, die man vermeiden sollte

Um Sodbrennen zu reduzieren, ist es wichtig, Lebensmittel zu vermeiden, die häufig als Auslöser für Magensäure-Reflux gelten. Hier sind einige Lebensmittel, die Menschen mit Sodbrennen in der Regel einschränken oder vermeiden sollten:

Fettreiche Lebensmittel: Fettige Lebensmittel können die Magenentleerung verlangsamen und die Produktion von Magensäure erhöhen. Vermeiden Sie daher fettige Fleischstücke, frittierte Lebensmittel, Pizza mit viel Käse und schwere Saucen.

Scharfe Gewürze und Gewürze: Scharfe Gewürze wie Chili, Paprika und scharfer Senf können den unteren Ösophagussphinkter entspannen und Sodbrennen fördern..

Schokolade: Schokolade enthält Koffein, Fett und kann die Produktion von Magensäure stimulieren. Sie sollte daher in Maßen genossen oder ganz vermieden werden.

Kaffee und koffeinhaltige Getränke: Kaffee, Tee, Cola und andere koffeinhaltige Getränke können den unteren Ösophagussphinkter entspannen und die Magensäureproduktion erhöhen.

Alkohol: Alkohol kann den unteren Ösophagussphinkter entspannen und die Produktion von Magensäure steigern. Es wird empfohlen, Alkoholkonsum zu begrenzen.

Pfefferminze und Minze: Diese können den unteren Ösophagussphinkter entspannen und Sodbrennen auslösen. Vermeiden Sie daher Pfefferminzbonbons, Minztee und Minzpastillen.

Zwiebeln und Knoblauch: Diese können den Magen reizen und Sodbrennen verstärken. Es kann hilfreich sein, Zwiebeln und Knoblauch in gekochten Speisen zu meiden.

Kohlensäurehaltige Getränke: Kohlensäurehaltige Getränke können den Druck im Magen erhöhen und das Risiko von Sodbrennen erhöhen.

Milchprodukte mit hohem Fettgehalt: Vollmilch, Sahne und fettreiche Käsesorten können die Magensäureproduktion stimulieren. Es ist besser, zu fettarmen Alternativen zu greifen.

Übergang zu den Rezepten

Nachfolgend befinden sich nun 150 Rezepte, die für Leute mit Sodbrennen geeignet sind und für jeden Geschmack angepasst sind, egal ob süß oder herzhaft, vegetarisch, mit Fleisch oder auch mit Fisch sowie Smoothies und Beilagen für zwischendurch.

Ich wünsche viel Spaß beim Ausprobieren und Nachkochen der Rezepte und wünsche einen Guten Appetit!

Frühstücksrezepte

Beginnen Sie Ihren Tag mit ausgewogenen Frühstücksoptionen, die nicht nur Energie liefern, sondern auch Sodbrennen vermeiden. Entdecken Sie köstliche und bekömmliche Frühstücksvarianten, die Ihnen einen optimalen Start in den Tag ermöglichen.

Haferflocken Bananen Pfannkuchen
Fertig in: 20 Minuten

Portionen: 2 Portionen

Nährwerte: Kalorien 280 kcal; Kohlenhydrate 40g; Protein 8g; Fett 10g

Zutaten:

- 1 Tasse Haferflocken
- 2 reife Bananen
- 2 Eier
- 1 TL Zimt
- 1 TL Honig
- Frische Beeren nach Belieben

Zubereitung:

1. Als erstes die Haferflocken in einer Küchenmaschine fein mahlen und die Bananen schälen.
2. Anschließend die Bananen, Eier, gemahlenen Haferflocken, Zimt und Honig in einer Schüssel vermengen.
3. Danach in einer Pfanne mit etwas Kokosöl kleine Pfannkuchen aus der Masse braten.
4. Als letztes mit frischen Beeren garnieren und servieren. Guten Appetit!

Joghurt mit Beeren und Mandeln

Fertig in: 10 Minuten

Portionen: 1 Portion

Nährwerte: Kalorien 200 kcal; Kohlenhydrate 25g; Protein 10g; Fett 8g

Zutaten:

- 150 g fettarmer Joghurt
- 1 Handvoll Beeren (z.B. Blaubeeren, Himbeeren)
- 1 EL Mandelblättchen
- 1 TL Honig

Zubereitung:

1. Zuerst den fettarmen Joghurt in eine Schüssel geben und glattrühren.
2. Daraufhin die Beeren waschen und hinzufügen, Mandelblättchen darüberstreuen und mit einem Teelöffel Honig süßen.
3. Zuletzt gut vermengen und sofort genießen. Guten Appetit!

Avocado Ei Toasts

Fertig in: 15 Minuten

Portionen: 2 Portionen

Nährwerte: Kalorien 320 kcal; Kohlenhydrate 20g; Protein 12g; Fett 22g

Zutaten:

- 2 Vollkorn-Toastbrote
- 1 reife Avocado
- 2 Eier
- Salz, Pfeffer
- Frische Kräuter nach Belieben

Zubereitung:

1. Anfangs die Avocado halbieren, den Kern entfernen und das Fruchtfleisch zerdrücken.
2. Nachfolgend die Eier in einer Pfanne pochieren.
3. Jetzt die Vollkorn-Toastbrote rösten und mit dem Avocado-Mus bestreichen.
4. Abschließend die pochierten Eier daraufsetzen, mit Salz, Pfeffer würzen und mit frischen Kräutern garnieren. Guten Appetit!

Quinoa Früchte Bowl

Fertig in: 25 Minuten

Portionen: 2 Portionen

Nährwerte: Kalorien 300 kcal; Kohlenhydrate 45g; Protein 10g; Fett 8g

Zutaten:

- 1 Tasse Quinoa
- 2 Tassen Wasser
- 1 Banane
- 1 Kiwi
- Handvoll Beeren
- 2 EL Naturjoghurt

Zubereitung:

1. Vorab Quinoa in Wasser kochen, bis es weich ist.
2. Als nächstes die Banane, Kiwi und Beeren in mundgerechte Stücke schneiden.
3. Im nächsten Schritt das gekochte Quinoa in Schalen geben und mit den Früchten garnieren.
4. Letztlich mit Naturjoghurt toppen und sofort servieren. Guten Appetit!

Geröstete Haferflocken mit Joghurt
Fertig in: 15 Minuten

Portionen: 1 Portion

Nährwerte: Kalorien 250 kcal; Kohlenhydrate 30g; Protein 8g; Fett 12g

Zutaten:

- 1 Tasse Haferflocken
- 2 EL Honig
- 150 g fettarmer Joghurt
- Handvoll gemischte Früchte (z.B. Erdbeeren, Blaubeeren)

Zubereitung:

1. Zu Beginn die Haferflocken in einer Pfanne ohne Öl rösten, bis sie goldbraun sind.
2. Nun die gerösteten Haferflocken in eine Schüssel geben, mit Honig beträufeln und vermengen.
3. Im Anschluss den fettarmen Joghurt darauf geben und mit frischen Früchten garnieren.
4. Zum Schluss sofort servieren und genießen. Guten Appetit!

Apfel Zimt Haferbrei
Fertig in: 10 Minuten

Portionen: 2 Portionen

Nährwerte: Kalorien 220 kcal; Kohlenhydrate 30g; Protein 6g; Fett 8g

Zutaten:

- 1 Tasse Haferflocken
- 2 Äpfel
- 1 TL Zimt
- 1 EL Mandelbutter
- Mandelsplitter zum Bestreuen

Zubereitung:

1. Am Anfang die Haferflocken mit Wasser oder Milch nach Packungsanweisung kochen.
2. Folglich die Äpfel schälen, entkernen und in kleine Würfel schneiden.
3. Hiernach die Apfelwürfel unter die gekochten Haferflocken mischen, Zimt hinzufügen und gut umrühren.
4. Am Ende mit einem Löffel Mandelbutter garnieren und mit Mandelsplittern bestreuen. Guten Appetit!

Spinat Tomaten Omelette

Fertig in: 15 Minuten

Portionen: 1 Portion

Nährwerte: Kalorien 280 kcal; Kohlenhydrate 10g; Protein 15g; Fett 20g

Zutaten:

- 2 Eier
- Handvoll frischer Spinat
- 1 Tomate
- ¼ Tasse fettarmer Feta-Käse
- Salz, Pfeffer

Zubereitung:

1. Im ersten Schritt die Eier in einer Schüssel verquirlen.
2. Dann den frischen Spinat grob hacken und die Tomate in Scheiben schneiden.
3. Daraufhin die Eier in einer Pfanne gießen, Spinat und Tomaten darauf verteilen, Feta-Käse darüber bröckeln.
4. Im letzten Schritt mit Salz und Pfeffer würzen und das Omelett vorsichtig umklappen. Guten Appetit!

Quark mit Beeren und Nüssen
Fertig in: 5 Minuten

Portionen: 1 Portion

Nährwerte: Kalorien 220 kcal; Kohlenhydrate 15g; Protein 12g; Fett 12g

Zutaten:

- 200 g Magerquark
- Handvoll Beeren (z.B. Himbeeren, Brombeeren)
- 1 EL gehackte Nüsse
- 1 TL Honig

Zubereitung:

1. Vorerst den Magerquark in eine Schüssel geben.
2. Als nächstes die Beeren waschen und darauf verteilen, gehackte Nüsse darüberstreuen.
3. Schließlich mit einem Teelöffel Honig süßen und sofort genießen. Guten Appetit!

Granatapfel Joghurt
Fertig in: 5 Minuten

Portionen: 1 Portion

Nährwerte: Kalorien 250 kcal; Kohlenhydrate 20g; Protein 15g; Fett 10g

Zutaten:

- 150 g griechischer Joghurt
- 1 EL Honig
- Kerne aus ½ Granatapfel

Zubereitung:

1. Als erstes den griechischen Joghurt in eine Schüssel geben.
2. Danach mit Honig süßen und die Granatapfelkerne darüberstreuen.
3. Als letztes gut vermengen und sofort genießen. Guten Appetit!

Vollkorn Crêpes mit Himbeeren

Fertig in: 20 Minuten

Portionen: 2 Portionen

Nährwerte: Kalorien 280 kcal; Kohlenhydrate 35g; Protein 8g; Fett 12g

Zutaten:

- 1 Tasse Vollkornmehl
- 2 Eier
- 1 Tasse fettarme Milch
- Handvoll Himbeeren
- 1 TL Honig

Zubereitung:

1. Zuerst das Vollkornmehl, Eier und fettarme Milch in einer Schüssel zu einem Teig verrühren.
2. Nachfolgend eine Pfanne mit etwas Kokosöl erhitzen und aus dem Teig dünn Crêpes backen.
3. Hiernach die Crêpes mit frischen Himbeeren belegen und mit einem Teelöffel Honig beträufeln.
4. Zuletzt aufrollen und sofort servieren. Guten Appetit!

Kokos Mango Chia Pudding

Fertig in: 4 Stunden (inkl. Einweichzeit)

Portionen: 2 Portionen

Nährwerte: Kalorien 220 kcal; Kohlenhydrate 25g; Protein 6g; Fett 10g

Zutaten:

- ¼ Tasse Chiasamen
- 1 Tasse fettarme Kokosmilch
- 1 reife Mango
- 1 EL Honig

Zubereitung:

1. Anfangs die Chiasamen in fettarmer Kokosmilch einweichen und für mindestens 4 Stunden oder über Nacht kaltstellen.
2. Anschließend die reife Mango schälen und in Würfel schneiden.
3. Folglich den Chia-Pudding in Gläser füllen und mit den Mango Würfeln garnieren.
4. Abschließend den Pudding mit Honig beträufeln und sofort genießen. Guten Appetit!

Blaubeere Mandel Müsli

Fertig in: 10 Minuten

Portionen: 1 Portion

Nährwerte: Kalorien 240 kcal; Kohlenhydrate 30g; Protein 8g; Fett 10g

Zutaten:

- 1 Tasse Haferflocken
- Handvoll Blaubeeren
- 1 EL Mandelblättchen
- 1 TL Honig

Zubereitung:

1. Vorab die Haferflocken in eine Schüssel geben.
2. Danach die Blaubeeren waschen und zu den Haferflocken geben, Mandelblättchen darüberstreuen.
3. Jetzt mit einem Teelöffel Honig süßen und alles gut vermengen.
4. Letztlich sofort genießen. Guten Appetit!

Spinat Rührei mit Tomaten
Fertig in: 10 Minuten

Portionen: 1 Portion

Nährwerte: Kalorien 230 kcal; Kohlenhydrate 10g; Protein 15g; Fett 15g

Zutaten:

- 2 Eier
- 1 Tomate
- Handvoll frischer Spinat
- Salz, Pfeffer

Zubereitung:

1. Zu Beginn die Eier in einer Schüssel verquirlen.
2. Hiernach die Tomate in Würfel schneiden und den frischen Spinat grob hacken.
3. Im Anschluss die Eier in einer Pfanne gießen, Tomatenwürfel und Spinat hinzufügen.
4. Zum Schluss mit Salz und Pfeffer würzen und sofort servieren. Guten Appetit!

Kürbis Bananen Muffins
Fertig in: 25 Minuten

Portionen: 12 Muffins

Nährwerte: Kalorien 180 kcal; Kohlenhydrate 25g; Protein 5g; Fett 8g

Zutaten:

- 1 Tasse Kürbispüree
- 2 reife Bananen
- 1 Tasse Vollkornmehl
- 1 TL Backpulver
- 1 TL Zimt
- ¼ Tasse Mandelmilch

Zubereitung:

1. Am Anfang den Backofen auf 180 Grad vorheizen.
2. Anschließend das Kürbispüree, reife Bananen, Vollkornmehl, Backpulver, Zimt und Mandelmilch in einer Schüssel vermengen.
3. Jetzt die Muffinform mit Papierförmchen auslegen und den Teig gleichmäßig auf die Muffinförmchen verteilen.
4. Am Ende im vorgeheizten Ofen für etwa 20 Minuten backen. Guten Appetit!

Hirse Porridge mit Beeren

Fertig in: 15 Minuten

Portionen: 2 Portionen

Nährwerte: Kalorien 250 kcal; Kohlenhydrate 40g; Protein 8g; Fett 6g

Zutaten:

- 1 Tasse Hirse
- 2 Tassen fettarme Mandelmilch
- Handvoll gemischte Beeren
- 1 TL Honig

Zubereitung:

1. Im ersten Schritt die Hirse mit fettarmer Mandelmilch nach Packungsanweisung kochen.
2. Im nächsten Schritt den gekochten Hirse-Porridge in Schalen füllen und mit gemischten Beeren garnieren.
3. Im letzten Schritt mit einem Teelöffel Honig süßen und sofort genießen. Guten Appetit!

Zucchinibrot mit Walnüssen

Fertig in: 50 Minuten

Portionen: 8 Portionen

Nährwerte: Kalorien 220 kcal; Kohlenhydrate 25g; Protein 6g; Fett 12g

Zutaten:

- 2 Tassen geriebene Zucchini
- ½ Tasse Apfelmus
- 2 Eier
- 2 Tassen Vollkornmehl
- 1 TL Backpulver
- Handvoll gehackte Walnüsse

Zubereitung:

1. Vorerst den Backofen auf 180 Grad vorheizen und eine Kastenform einfetten.
2. Hiernach die geriebenen Zucchini auspressen und mit Apfelmus und Eiern vermengen.
3. Daraufhin das Vollkornmehl, Backpulver und gehackte Walnüsse hinzufügen und zu einem Teig verrühren.
4. Schließlich den Teig in die Kastenform füllen und etwa 40-45 Minuten backen. Guten Appetit!

Mango Bananen Bowl

Fertig in: 10 Minuten

Portionen: 1 Portion

Nährwerte: Kalorien 280 kcal; Kohlenhydrate 35g; Protein 10g; Fett 12g

Zutaten:

- 1 reife Mango
- 1 Banane
- 1 Tasse fettarme Joghurt
- Handvoll Granola

Zubereitung:

1. Als erstes die reife Mango schälen und in Stücke schneiden.
2. Danach die Banane schälen und zusammen mit der Mango und fettarmem Joghurt in einem Mixer pürieren.
3. Folglich die Mischung in eine Schüssel geben und mit Granola toppen.
4. Als letztes sofort servieren und genießen. Guten Appetit!

Buchweizenpfannkuchen mit Himbeersauce

Fertig in: 25 Minuten

Portionen: 4 Portionen

Nährwerte: Kalorien 220 kcal; Kohlenhydrate 30g; Protein 8g; Fett 8g

Zutaten:

- 1 Tasse Buchweizenmehl
- 2 Eier
- 1 Tasse fettarme Milch
- Handvoll Himbeeren
- 2 EL Ahornsirup

Zubereitung:

1. Zuerst das Buchweizenmehl, Eier und fettarme Milch in einer Schüssel zu einem Teig verrühren.
2. Als nächstes eine Pfanne mit etwas Kokosöl erhitzen und aus dem Teig dünn Pfannkuchen backen.
3. Folglich die Himbeeren pürieren und mit Ahornsirup vermengen.
4. Zuletzt die Pfannkuchen aus der Pfanne nehmen, mit der Himbeersauce garnieren und servieren. Guten Appetit!

Vollkornbrot mit Avocado und Tomate
Fertig in: 10 Minuten

Portionen: 2 Portionen

Nährwerte: Kalorien 250 kcal; Kohlenhydrate 30g; Protein 8g; Fett 12g

Zutaten:

- 4 Scheiben Vollkornbrot
- 1 reife Avocado
- 2 Tomaten
- Frische Kresse
- Salz, Pfeffer

Zubereitung:

1. Anfangs die Avocado halbieren, den Kern entfernen und das Fruchtfleisch zerdrücken.
2. Im nächsten Schritt die Tomaten in Scheiben schneiden.
3. Nun die Vollkornbrotscheiben mit dem Avocado-Mus bestreichen, Tomatenscheiben darauflegen und mit frischer Kresse garnieren.
4. Abschließend mit Salz und Pfeffer würzen und sofort servieren. Guten Appetit!

Fruchtiger Joghurt

Fertig in: 5 Minuten

Portionen: 1 Portion

Nährwerte: Kalorien 200 kcal; Kohlenhydrate 25g; Protein 10g; Fett 8g

Zutaten:

- 1 Tasse fettarmer Naturjoghurt
- ½ Tasse Erdbeeren
- ½ Tasse Pfirsichstücke (frisch oder aus der Dose)
- 1 TL Honig

Zubereitung:

1. Vorab fettarmen Naturjoghurt in einen Mixer geben.
2. Danach die Erdbeeren waschen und hinzufügen, ebenso die Pfirsichstücke.
3. Als nächstes alles gut mixen, bis eine cremige Bowl entsteht.
4. Letztlich mit einem Teelöffel Honig süßen und sofort servieren. Guten Appetit!

Smoothies

Genießen Sie erfrischende Smoothies, die nicht nur köstlich sind, sondern auch sanft zum Magen. Folgende Rezepte kombinieren frische Früchte und gesunde Zutaten für einen vitalisierenden Genuss ohne die Gefahr von Sodbrennen.

Grünkohl Bananen Smoothie
Fertig in: 5 Minuten

Portionen: 1 Portion

Nährwerte: Kalorien 220 kcal; Kohlenhydrate 30g; Protein 8g; Fett 10g

Zutaten:

- 1 Handvoll frischer Grünkohl
- 1 Banane
- ½ Tasse Ananasstücke
- 1 TL Leinsamen
- 1 Tasse fettarme Mandelmilch

Zubereitung:

1. Zu Beginn den frischen Grünkohl waschen und grob zerkleinern.
2. Nachfolgend die Banane schälen und in Stücke schneiden.
3. Jetzt den Grünkohl, Bananenstücke, Ananasstücke, Leinsamen und fettarme Mandelmilch in einen Mixer geben.
4. Zum Schluss gut mixen, bis ein cremiger Smoothie entsteht, und sofort servieren. Guten Appetit!

Erdbeere Haferflocken Smoothie
Fertig in: 5 Minuten

Portionen: 1 Portion

Nährwerte: Kalorien 250 kcal; Kohlenhydrate 30g; Protein 10g; Fett 10g

Zutaten:

- Handvoll frischer Erdbeeren
- ½ Tasse Haferflocken
- 1 Tasse fettarmer Joghurt
- 1 TL Honig

Zubereitung:

1. Am Anfang die frischen Erdbeeren waschen.
2. Danach die Erdbeeren, Haferflocken, fettarmer Joghurt und Honig in einen Mixer geben.
3. Im nächsten Schritt alles gut mixen, bis ein cremiger Smoothie entsteht.
4. Am Anfang sofort servieren und genießen. Guten Appetit!

Papaya Ingwer Smoothie

Fertig in: 5 Minuten

Portionen: 1 Portion

Nährwerte: Kalorien 180 kcal; Kohlenhydrate 25g; Protein 6g; Fett 8g

Zutaten:

- ½ reife Papaya
- 1 TL frisch geriebener Ingwer
- Saft von 1 Limette
- Handvoll Eiswürfel

Zubereitung:

1. Im ersten Schritt die reife Papaya schälen, entkernen und in Stücke schneiden.
2. Folglich den frisch geriebenen Ingwer, Limettensaft und Eiswürfel hinzufügen.
3. Anschließend alles gut mixen, bis ein erfrischender Smoothie entsteht.
4. Im letzten Schritt sofort servieren. Guten Appetit!

Blaubeere Birnen Smoothie

Fertig in: 5 Minuten

Portionen: 1 Portion

Nährwerte: Kalorien 200 kcal; Kohlenhydrate 30g; Protein 8g; Fett 6g

Zutaten:

- Handvoll frische Blaubeeren
- 1 reife Birne
- ½ Tasse fettarmer Naturjoghurt
- 1 TL Chiasamen

Zubereitung:

1. Vorerst die frischen Blaubeeren waschen.
2. Nachfolgend die Birne schälen, entkernen und in Stücke schneiden.
3. Daraufhin die Blaubeeren, Birnenstücke, fettarmer Naturjoghurt und Chiasamen in einen Mixer geben.
4. Schließlich alles gut mixen, bis ein cremiger Smoothie entsteht, und sofort servieren. Guten Appetit!

Grüner Tee Bananen Smoothie
Fertig in: 5 Minuten

Portionen: 1 Portion

Nährwerte: Kalorien 150 kcal; Kohlenhydrate 25g; Protein 6g; Fett 4g

Zutaten:

- ½ Tasse grüner Tee
- 1 Banane
- Handvoll frischer Spinat
- 1 TL Honig

Zubereitung:

1. Als erstes grünen Tee abkühlen lassen und die Banane schälen und in Stücke schneiden.
2. Hiernach den abgekühlten grünen Tee, Bananenstücke, frischen Spinat und Honig in einen Mixer geben.
3. Als letztes alles gut mixen, bis ein erfrischender Smoothie entsteht, und sofort servieren. Guten Appetit!

Mango Karotten Ingwer Smoothie
Fertig in: 5 Minuten

Portionen: 1 Portion

Nährwerte: Kalorien 220 kcal; Kohlenhydrate 30g; Protein 8g; Fett 10g

Zutaten:

- ½ reife Mango
- 1 Karotte
- 1 TL frisch geriebener Ingwer
- 1 Tasse fettarme Kokosmilch

Zubereitung:

1. Zuerst die reife Mango schälen und in Stücke schneiden und die Karotte schälen und grob zerkleinern.
2. Jetzt die Mango, Karottenstücke, frisch geriebenen Ingwer und fettarme Kokosmilch in einen Mixer geben.
3. Zuletzt alles gut mixen, bis ein cremiger Smoothie entsteht, und sofort servieren. Guten Appetit!

Heidelbeere Apfel Smoothie

Fertig in: 5 Minuten

Portionen: 1 Portion

Nährwerte: Kalorien 180 kcal; Kohlenhydrate 25g; Protein 6g; Fett 8g

Zutaten:

- Handvoll frische Heidelbeeren
- 1 Apfel
- ½ TL Zimt
- 1 Tasse fettarme Mandelmilch

Zubereitung:

1. Vorab die frischen Heidelbeeren waschen.
2. Im Anschluss den Apfel entkernen und in Stücke schneiden.
3. Als nächstes die Heidelbeeren, Apfelstücke, Zimt und fettarme Mandelmilch in einen Mixer geben.
4. Letztlich alles gut mixen, bis ein erfrischender Smoothie entsteht, und sofort servieren. Guten Appetit!

Ananas Ingwer Kurkuma Smoothie
Fertig in: 5 Minuten

Portionen: 1 Portion

Nährwerte: Kalorien 160 kcal; Kohlenhydrate 30g; Protein 6g; Fett 4g

Zutaten:

- ½ Ananas
- 1 TL frisch geriebener Ingwer
- ½ TL Kurkuma
- 1 Tasse fettarme Kokosmilch

Zubereitung:

1. Anfangs die Ananas schälen und in kleine Stücke schneiden.
2. Daraufhin den frisch geriebenen Ingwer, Kurkuma und fettarme Kokosmilch in einen Mixer geben.
3. Nun alles gut mixen, bis ein erfrischender Smoothie entsteht.
4. Abschließend sofort servieren. Guten Appetit!

Beeren Spinat Smoothie
Fertig in: 5 Minuten

Portionen: 1 Portion

Nährwerte: Kalorien 150 kcal; Kohlenhydrate 25g; Protein 6g; Fett 4g

Zutaten:

- Handvoll gemischte Beeren (Blaubeeren, Himbeeren, Erdbeeren)
- Handvoll frischer Spinat
- ½ Banane
- 1 Tasse fettarmer Joghurt

Zubereitung:

1. Zu Beginn die gemischten Beeren waschen und den frischen Spinat grob zerkleinern.
2. Hiernach die Beeren, Spinat, Banane und fettarmen Joghurt in einen Mixer geben.
3. Zum Schluss alles gut mixen, bis ein cremiger Smoothie entsteht, und sofort servieren. Guten Appetit!

Kokos Melonen Smoothie

Fertig in: 5 Minuten

Portionen: 1 Portion

Nährwerte: Kalorien 170 kcal; Kohlenhydrate 25g; Protein 6g; Fett 6g

Zutaten:

- 1 Tasse Kokoswasser
- 1 Tasse Wassermelonenwürfel
- ½ Tasse Erdbeerstücke
- Saft von 1 Limette

Zubereitung:

1. Am Anfang das Kokoswasser bereitstellen und die Wassermelonenwürfel und Erdbeerstücke in einen Mixer geben.
2. Als nächstes das Kokoswasser und Limettensaft hinzufügen.
3. Am Ende alles gut mixen, bis ein erfrischender Smoothie entsteht, und sofort servieren. Guten Appetit!

Gurken Minze Smoothie

Fertig in: 5 Minuten

Portionen: 1 Portion

Nährwerte: Kalorien 120 kcal; Kohlenhydrate 20g; Protein 4g; Fett 4g

Zutaten:

- ½ Gurke
- Handvoll frische Minzblätter
- 1 Apfel
- 1 Tasse fettarmer Naturjoghurt

Zubereitung:

1. Im ersten Schritt die Gurke schälen und grob zerkleinern und die frischen Minzblätter vorbereiten.
2. Anschließend die Gurkenstücke, Minzblätter, Apfelstücke und fettarmen Naturjoghurt in einen Mixer geben.
3. Im letzten Schritt alles gut mixen, bis ein erfrischender Smoothie entsteht, und sofort servieren. Guten Appetit!

Pfirsich Himbeere Smoothie

Fertig in: 5 Minuten

Portionen: 1 Portion

Nährwerte: Kalorien 170 kcal; Kohlenhydrate 25g; Protein 6g; Fett 6g

Zutaten:

- 1 reife Pfirsich
- Handvoll frische Himbeeren
- ½ Banane
- 1 Tasse fettarme Mandelmilch

Zubereitung:

1. Vorerst den reifen Pfirsich entkernen und in Stücke schneiden und die frischen Himbeeren waschen.
2. Dann die Pfirsichstücke, Himbeeren, Banane und fettarme Mandelmilch in einen Mixer geben.
3. Schließlich alles gut mixen, bis ein cremiger Smoothie entsteht, und sofort servieren. Guten Appetit!

Avocado Spinat Smoothie
Fertig in: 5 Minuten

Portionen: 1 Portion

Nährwerte: Kalorien 200 kcal; Kohlenhydrate 20g; Protein 8g; Fett 12g

Zutaten:

- ½ Avocado
- Handvoll frischer Spinat
- ½ Tasse Ananasstücke
- 1 Tasse fettarme Kokosmilch

Zubereitung:

1. Als erstes die Avocado halbieren, den Kern entfernen und das Fruchtfleisch herauslöffeln.
2. Im nächsten Schritt den frischen Spinat grob zerkleinern.
3. Folglich die Avocado, Spinat, Ananasstücke und fettarme Kokosmilch in einen Mixer geben.
4. Als letztes alles gut mixen, bis ein cremiger Smoothie entsteht, und sofort servieren. Guten Appetit!

Birnen Karotten Smoothie

Fertig in: 5 Minuten

Portionen: 1 Portion

Nährwerte: Kalorien 160 kcal; Kohlenhydrate 25g; Protein 6g; Fett 4g

Zutaten:

- 1 reife Birne
- 1 TL frisch geriebener Ingwer
- 1 Karotte
- 1 Tasse fettarme Mandelmilch

Zubereitung:

1. Zuerst die reife Birne entkernen und in Stücke schneiden und die Karotte schälen und grob zerkleinern.
2. Nachfolgend die Birnenstücke, frisch geriebenen Ingwer, Karottenstücke und fettarme Mandelmilch in einen Mixer geben.
3. Zuletzt alles gut mixen, bis ein cremiger Smoothie entsteht, und sofort servieren. Guten Appetit!

Apfel Zimt Haferflocken Smoothie

Fertig in: 5 Minuten

Portionen: 1 Portion

Nährwerte: Kalorien 180 kcal; Kohlenhydrate 30g; Protein 6g; Fett 4g

Zutaten:

- 1 Apfel
- ½ TL Zimt
- Handvoll Haferflocken
- 1 Tasse fettarme Mandelmilch

Zubereitung:

1. Vorab den Apfel entkernen und in Stücke schneiden.
2. Danach den Zimt, Haferflocken und fettarme Mandelmilch hinzufügen.
3. Anschließend alles gut mixen, bis ein cremiger Smoothie entsteht.
4. Letztlich sofort servieren. Guten Appetit!

Orangen Basilikum Smoothie
Fertig in: 5 Minuten

Portionen: 1 Portion

Nährwerte: Kalorien 160 kcal; Kohlenhydrate 20g; Protein 6g; Fett 8g

Zutaten:

- 2 Orangen
- Frische Basilikumblätter
- ½ Banane
- 1 Tasse fettarme Kokosmilch

Zubereitung:

1. Anfangs die Orangen auspressen und den Saft bereitstellen.
2. Im nächsten Schritt die frischen Basilikumblätter vorbereiten.
3. Jetzt den Orangensaft, Basilikumblätter, Banane und fettarme Kokosmilch in einen Mixer geben.
4. Abschließend alles gut mixen, bis ein erfrischender Smoothie entsteht, und sofort servieren. Guten Appetit!

Mangold Beeren Smoothie
Fertig in: 5 Minuten

Portionen: 1 Portion

Nährwerte: Kalorien 170 kcal; Kohlenhydrate 25g; Protein 8g;
Fett 6g

Zutaten:

- Handvoll frischer Mangold
- Handvoll gemischte Beeren (Heidelbeeren, Himbeeren, Erdbeeren)
- ½ Tasse fettarmer Naturjoghurt
- 1 TL Honig

Zubereitung:

1. Zu Beginn den frischen Mangold waschen und grob zerkleinern und die gemischten Beeren vorbereiten.
2. Jetzt den Mangold, Beeren, fettarmer Naturjoghurt und Honig in einen Mixer geben.
3. Zum Schluss alles gut mixen, bis ein cremiger Smoothie entsteht, und sofort servieren. Guten Appetit!

Paprika Mango Smoothie
Fertig in: 5 Minuten

Portionen: 1 Portion

Nährwerte: Kalorien 150 kcal; Kohlenhydrate 20g; Protein 6g; Fett 6g

Zutaten:

- ½ rote Paprika
- ½ reife Mango
- Prise Chili-Pulver
- 1 Tasse fettarme Kokosmilch

Zubereitung:

1. Im ersten Schritt die rote Paprika entkernen und grob zerkleinern.
2. Danach die reife Mango schälen und in Stücke schneiden.
3. Im Anschluss die Paprikastücke, Mangostücke, eine Prise Chili-Pulver und fettarme Kokosmilch in einen Mixer geben.
4. Im letzten Schritt alles gut mixen, bis ein erfrischender Smoothie entsteht, und sofort servieren. Guten Appetit!

Bananen Haferkleie Smoothie
Fertig in: 5 Minuten

Portionen: 1 Portion

Nährwerte: Kalorien 190 kcal; Kohlenhydrate 25g; Protein 8g; Fett 6g

Zutaten:

- 2 Bananen
- 2 EL Haferkleie
- 1 Tasse fettarmer Joghurt
- 1 TL Honig

Zubereitung:

1. Am Anfang die Bananen schälen und in Stücke schneiden und die Haferkleie bereitstellen.
2. Als nächstes die Bananenstücke, Haferkleie, fettarmer Joghurt und Honig in einen Mixer geben.
3. Am Ende alles gut mixen, bis ein cremiger Smoothie entsteht, und sofort servieren. Guten Appetit!

Spinat Apfel Ingwer Smoothie
Fertig in: 5 Minuten

Portionen: 1 Portion

Nährwerte: Kalorien 160 kcal; Kohlenhydrate 25g; Protein 6g; Fett 4g

Zutaten:

- Handvoll frischer Spinat
- 1 Apfel
- 1 TL frisch geriebener Ingwer
- 1 Tasse fettarme Mandelmilch

Zubereitung:

1. Vorerst den frischen Spinat waschen und grob zerkleinern.
2. Nachfolgend den Apfel entkernen und in Stücke schneiden.
3. Jetzt den Spinat, Apfelstücke, frisch geriebenen Ingwer und fettarme Mandelmilch in einen Mixer geben.
4. Schließlich alles gut mixen, bis ein cremiger Smoothie entsteht, und sofort servieren. Guten Appetit!

Suppen

Erleben Sie herzhafte Suppen, die nicht nur wohltuend sind, sondern auch leicht auf dem Magen liegen. Diese vielfältigen Suppenkreationen bieten Geschmacksexplosionen ohne unangenehmes Brennen in der Brust.

Karotten Ingwer Suppe

Fertig in: 30 Minuten

Portionen: 4 Portionen

Nährwerte: Kalorien 120 kcal; Kohlenhydrate 20g; Protein 2g;
Fett 4g

Zutaten:

- 500 g Karotten
- 1 TL frisch geriebener Ingwer
- 1 Kartoffel
- 1 Liter Gemüsebrühe
- 1 Tasse fettarme Mandelmilch

Zubereitung:

1. Als erstes die Karotten schälen und in Scheiben schneiden.
2. Im nächsten Schritt die Kartoffel schälen und würfeln.
3. Dann die Karottenscheiben, Kartoffelwürfel, frisch geriebenen Ingwer, Gemüsebrühe und fettarme Mandelmilch in einen Topf geben.
4. Als letztes köcheln lassen, bis das Gemüse weich ist, dann pürieren und sofort servieren. Guten Appetit!

Süßkartoffel Apfel Suppe
Fertig in: 30 Minuten

Portionen: 4 Portionen

Nährwerte: Kalorien 140 kcal; Kohlenhydrate 25g; Protein 2g; Fett 4g

Zutaten:

- 500 g Süßkartoffeln
- 2 Äpfel
- 1 TL Zimt
- 1 Liter Gemüsebrühe
- 1 Tasse fettarme Mandelmilch

Zubereitung:

1. Zuerst die Süßkartoffeln schälen und in Würfel schneiden.
2. Anschließend die Äpfel entkernen und in Stücke schneiden.
3. Nun die Süßkartoffelwürfel, Apfelstücke, Zimt, Gemüsebrühe und fettarme Mandelmilch in einen Topf geben.
4. Zuletzt köcheln lassen, bis das Gemüse weich ist, dann pürieren und sofort servieren. Guten Appetit!

Linsen Kürbis Suppe

Fertig in: 40 Minuten

Portionen: 4 Portionen

Nährwerte: Kalorien 160 kcal; Kohlenhydrate 25g; Protein 8g; Fett 4g

Zutaten:

- 1 Tasse rote Linsen
- 500 g Kürbis
- 1 Süßkartoffel
- 1 Liter Gemüsebrühe
- 1 TL Kreuzkümmel

Zubereitung:

1. Vorab die roten Linsen gründlich waschen.
2. Nachfolgend den Kürbis und die Süßkartoffel schälen und in Würfel schneiden.
3. Jetzt die Linsen, Kürbiswürfel, Süßkartoffelwürfel, Kreuzkümmel und Gemüsebrühe in einen Topf geben.
4. Letztlich köcheln lassen, bis die Linsen gar sind, dann servieren. Guten Appetit!

Blumenkohl Mango Suppe

Fertig in: 30 Minuten

Portionen: 4 Portionen

Nährwerte: Kalorien 140 kcal; Kohlenhydrate 20g; Protein 4g; Fett 6g

Zutaten:

- 1 Blumenkohl
- 1 reife Mango
- 1 Kartoffel
- 1 Liter Gemüsebrühe
- 1 Tasse fettarme Kokosmilch

Zubereitung:

1. Anfangs den Blumenkohl in Röschen teilen und die reife Mango schälen und in Stücke schneiden und die Kartoffel würfeln.
2. Dann den Blumenkohl, Mango Stücke, Kartoffelwürfel, Gemüsebrühe und fettarme Kokosmilch in einen Topf geben.
3. Abschließend köcheln lassen, bis das Gemüse weich ist, dann pürieren und sofort servieren. Guten Appetit!

Tomaten Basilikum Suppe

Fertig in: 30 Minuten

Portionen: 4 Portionen

Nährwerte: Kalorien 100 kcal; Kohlenhydrate 15g; Protein 4g; Fett 2g

Zutaten:

- 1 kg reife Tomaten
- Frische Basilikumblätter
- 1 Möhre
- 1 Liter Gemüsebrühe
- 1 TL Oregano

Zubereitung:

1. Zu Beginn die Tomaten vierteln und die Möhre schälen und in Scheiben schneiden.
2. Folglich die Tomatenviertel, frische Basilikumblätter, Möhrenscheiben, Oregano und Gemüsebrühe in einen Topf geben.
3. Zum Schluss köcheln lassen, bis die Tomaten weich sind, dann pürieren und sofort servieren. Guten Appetit!

Spinat Kartoffel Suppe
Fertig in: 30 Minuten

Portionen: 4 Portionen

Nährwerte: Kalorien 120 kcal; Kohlenhydrate 20g; Protein 4g; Fett 2g

Zutaten:

- Handvoll frischer Spinat
- 500 g Kartoffeln
- 1 Selleriestange
- 1 Liter Gemüsebrühe
- 1 TL Muskatnuss

Zubereitung:

1. Im ersten Schritt den frischen Spinat waschen und grob zerkleinern.
2. Als nächstes die Kartoffeln schälen und in Würfel schneiden und den Sellerie klein schneiden.
3. Danach den Spinat, Kartoffelwürfel, Selleriestücke, Muskatnuss und Gemüsebrühe in einen Topf geben.
4. Im letzten Schritt köcheln lassen, bis das Gemüse weich ist, dann pürieren und sofort servieren. Guten Appetit!

Brokkoli Apfel Suppe
Fertig in: 30 Minuten

Portionen: 4 Portionen

Nährwerte: Kalorien 130 kcal; Kohlenhydrate 20g; Protein 6g; Fett 4g

Zutaten:

- 1 Brokkoli
- 2 Äpfel
- 1 Kartoffel
- 1 Liter Gemüsebrühe
- 1 TL Kurkuma

Zubereitung:

1. Am Anfang den Brokkoli in Röschen teilen und die Äpfel entkernen und in Stücke schneiden und die Kartoffel würfeln.
2. Jetzt den Brokkoli, Apfelstücke, Kartoffelwürfel, Kurkuma und Gemüsebrühe in einen Topf geben.
3. Am Ende köcheln lassen, bis das Gemüse weich ist, dann pürieren und sofort servieren. Guten Appetit!

Erbsen Minze Suppe
Fertig in: 30 Minuten

Portionen: 4 Portionen

Nährwerte: Kalorien 110 kcal; Kohlenhydrate 15g; Protein 6g; Fett 2g

Zutaten:

- 2 Tassen grüne Erbsen
- Handvoll frische Minzblätter
- 1 Zucchini
- 1 Liter Gemüsebrühe
- 1 Zitrone (Saft)

Zubereitung:

1. Vorerst die grünen Erbsen vorbereiten und die frischen Minzblätter grob zerkleinern und die Zucchini klein schneiden.
2. Nachfolgend die Erbsen, Minzblätter, Zucchinistücke, Gemüsebrühe und Zitronensaft in einen Topf geben.
3. Schließlich köcheln lassen, bis die Erbsen weich sind, dann pürieren und sofort servieren. Guten Appetit!

Kürbis Kokos Suppe

Fertig in: 30 Minuten

Portionen: 4 Portionen

Nährwerte: Kalorien 150 kcal; Kohlenhydrate 20g; Protein 4g; Fett 6g

Zutaten:

- 500 g Kürbis
- ½ Tasse Kokosmilch
- 1 Kartoffel
- 1 Liter Gemüsebrühe
- 1 TL Currypulver

Zubereitung:

1. Als erstes den Kürbis schälen, die Kerne entfernen und in Würfel schneiden.
2. Im nächsten Schritt die Kartoffel schälen und würfeln.
3. Hiernach den Kürbis, Kokosmilch, Kartoffelwürfel, Currypulver und Gemüsebrühe in einen Topf geben.
4. Als letztes köcheln lassen, bis das Gemüse weich ist, dann pürieren und sofort servieren. Guten Appetit!

Rote Beete Suppe
Fertig in: 30 Minuten

Portionen: 4 Portionen

Nährwerte: Kalorien 140 kcal; Kohlenhydrate 25g; Protein 4g; Fett 2g

Zutaten:

- 2 Rote Beten
- 2 Äpfel
- 1 Selleriestange
- 1 Liter Gemüsebrühe
- 1 TL Balsamico-Essig

Zubereitung:

1. Zuerst die roten Beten schälen und in Würfel schneiden.
2. Danach die Äpfel entkernen und in Stücke schneiden und den Sellerie klein schneiden.
3. Jetzt die Rote-Bete-Würfel, Apfelstücke, Selleriestücke, Balsamico-Essig und Gemüsebrühe in einen Topf geben.
4. Zuletzt köcheln lassen, bis das Gemüse weich ist, dann pürieren und sofort servieren. Guten Appetit!

Gurken Dill Suppe

Fertig in: 30 Minuten

Portionen: 4 Portionen

Nährwerte: Kalorien 90 kcal; Kohlenhydrate 15g; Protein 2g;
Fett 2g

Zutaten:

- 2 Gurken
- Handvoll frischer Dill
- 1 Kartoffel
- 1 Liter Gemüsebrühe
- Saft von 1 Zitrone

Zubereitung:

1. Vorab die Gurken schälen und grob zerkleinern, die Kartoffel würfeln und den frischen Dill vorbereiten.
2. Folglich die Gurkenstücke, Dill, Kartoffelwürfel, Zitronensaft und Gemüsebrühe in einen Topf geben.
3. Letztlich köcheln lassen, bis das Gemüse weich ist, dann pürieren und sofort servieren. Guten Appetit!

Zucchini Fenchel Suppe

Fertig in: 30 Minuten

Portionen: 4 Portionen

Nährwerte: Kalorien 100 kcal; Kohlenhydrate 15g; Protein 4g; Fett 2g

Zutaten:

- 2 Zucchini
- 1 Fenchelknolle
- 1 Kartoffel
- 1 Liter Gemüsebrühe
- 1 TL Estragon

Zubereitung:

1. Anfangs die Zucchini in Scheiben schneiden und die Fenchelknolle putzen und grob zerkleinern und die Kartoffel würfeln.
2. Im Anschluss die Zucchinischeiben, Fenchelstücke, Kartoffelwürfel, Estragon und Gemüsebrühe in einen Topf geben.
3. Abschließend köcheln lassen, bis das Gemüse weich ist, dann pürieren und sofort servieren. Guten Appetit!

Grünkohl Spinat Suppe

Fertig in: 30 Minuten

Portionen: 4 Portionen

Nährwerte: Kalorien 120 kcal; Kohlenhydrate 15g; Protein 6g; Fett 4g

Zutaten:

- Handvoll frischer Grünkohl
- Handvoll frischer Spinat
- 1 Möhre
- 1 Liter Gemüsebrühe
- 1 TL Kreuzkümmel

Zubereitung:

1. Zu Beginn den frischen Grünkohl und Spinat waschen und grob zerkleinern.
2. Nachfolgend die Möhre schälen und in Scheiben schneiden.
3. Hiernach den Grünkohl, Spinat, Möhrenscheiben, Kreuzkümmel und Gemüsebrühe in einen Topf geben.
4. Zum Schluss köcheln lassen, bis das Gemüse weich ist, dann servieren. Guten Appetit!

Kartoffel Paprika Suppe
Fertig in: 30 Minuten

Portionen: 4 Portionen

Nährwerte: Kalorien 130 kcal; Kohlenhydrate 20g; Protein 4g; Fett 4g

Zutaten:

- 500 g Kartoffeln
- 2 rote Paprika
- 1 Liter Gemüsebrühe
- 1 TL Paprikapulver

Zubereitung:

1. Am Anfang die Kartoffeln schälen und in Würfel schneiden.
2. Daraufhin die roten Paprika entkernen und in Stücke schneiden.
3. Nun die Kartoffelwürfel, Paprikastücke, Gemüsebrühe, und Paprikapulver in einen Topf geben.
4. Am Ende köcheln lassen, bis das Gemüse weich ist, dann pürieren und sofort servieren. Guten Appetit!

Möhren Kokos Suppe
Fertig in: 30 Minuten

Portionen: 4 Portionen

Nährwerte: Kalorien 140 kcal; Kohlenhydrate 20g; Protein 2g; Fett 6g

Zutaten:

- 500 g Möhren
- ½ Tasse Kokosmilch
- 1 Kartoffel
- 1 Liter Gemüsebrühe
- 1 TL Koriander

Zubereitung:

1. Im ersten Schritt die Möhren schälen und in Scheiben schneiden.
2. Im nächsten Schritt die Kartoffel schälen und würfeln.
3. Hiernach die Möhrenscheiben, Kokosmilch, Kartoffelwürfel, Koriander und Gemüsebrühe in einen Topf geben.
4. Im letzten Schritt köcheln lassen, bis das Gemüse weich ist, dann pürieren und sofort servieren. Guten Appetit!

Salate

Entdecken Sie frische und sorgfältig zusammengestellte Salate, die nicht nur den Gaumen erfreuen, sondern auch magenfreundlich sind. Diesee Salatvariationen bieten leichte und gesunde Optionen für eine ausgewogene Ernährung.

Gurken Melonen Salat

Fertig in: 10 Minuten

Portionen: 2 Portionen

Nährwerte: Kalorien 80 kcal; Kohlenhydrate 20g; Protein 2g;
Fett 0g

Zutaten:

- 1 Gurke
- ½ Honigmelone
- Frische Minzblätter
- Saft von 1 Limette

Zubereitung:

1. Vorerst die Gurke schälen und in dünne Scheiben schneiden.
2. Im Anschluss die Honigmelone entkernen und in Würfel schneiden.
3. Nun die Gurkenscheiben, Melonenwürfel, frische Minzblätter und Limettensaft in einer Schüssel vermengen.
4. Schließlich den Salat sofort servieren und genießen. Guten Appetit!

Tomaten Avocado Salat

Fertig in: 10 Minuten

Portionen: 2 Portionen

Nährwerte: Kalorien 120 kcal; Kohlenhydrate 15g; Protein 2g; Fett 7g

Zutaten:

- 4 Tomaten
- 2 Avocados
- Frischer Koriander
- Saft von 1 Zitrone

Zubereitung:

1. Als erstes die Tomaten in Scheiben schneiden.
2. Nachfolgend die Avocados schälen und in Stücke schneiden.
3. Jetzt die Tomatenscheiben, Avocado Stücke, frischen Koriander und Zitronensaft in einer Schüssel vermengen.
4. Als letztes sofort servieren. Guten Appetit!

Erdbeere Spinat Salat

Fertig in: 10 Minuten

Portionen: 2 Portionen

Nährwerte: Kalorien 100 kcal; Kohlenhydrate 15g; Protein 3g; Fett 4g

Zutaten:

- Handvoll frischer Spinat
- 1 Tasse Erdbeeren
- 1 Feta-Käse (fettarm)
- 2 EL Balsamico-Dressing

Zubereitung:

1. Zuerst den frischen Spinat waschen und grob zerkleinern und die Erdbeeren halbieren
2. Im nächsten Schritt den Feta Käse in Würfel schneiden.
3. Anschließend den Spinat, Erdbeerhälften, fettarmen Feta-Käse und Balsamico-Dressing in einer Schüssel vermengen.
4. Zuletzt den Salat sofort servieren und genießen. Guten Appetit!

Rucola Pfirsich Salat
Fertig in: 10 Minuten

Portionen: 2 Portionen

Nährwerte: Kalorien 90 kcal; Kohlenhydrate 15g; Protein 3g;
Fett 3g

Zutaten:

- Handvoll frischer Rucola
- 2 Pfirsiche
- 2 EL Paranüsse
- 2 EL Himbeer-Vinaigrette

Zubereitung:

1. Vorab den frischen Rucola waschen und trocken tupfen.
2. Nachfolgend die Pfirsiche entsteinen und in Spalten schneiden.
3. Jetzt den Rucola, Pfirsichspalten, Paranüsse und Himbeer-Vinaigrette in einer Schüssel vermengen.
4. Letztlich den Salat sofort servieren. Guten Appetit!

Quinoa Avocado Salat
Fertig in: 15 Minuten

Portionen: 2 Portionen

Nährwerte: Kalorien 150 kcal; Kohlenhydrate 20g; Protein 4g; Fett 7g

Zutaten:

- 1 Tasse gekochter Quinoa
- 2 Avocados
- 8 Cherrytomaten
- Frischer Koriander
- 2 EL Limetten-Dressing

Zubereitung:

1. Anfangs den Quinoa nach Packungsanweisung kochen und abkühlen lassen.
2. In der Zwischenzeit die Avocados schälen und in Würfel schneiden.
3. Jetzt den gekochten Quinoa, Avocado Würfel, Cherrytomaten, frischen Koriander und Limetten-Dressing in einer Schüssel vermengen.
4. Abschließend den Salat sofort servieren und genießen. Guten Appetit!

Wassermelonen Feta Salat

Fertig in: 10 Minuten

Portionen: 2 Portionen

Nährwerte: Kalorien 110 kcal; Kohlenhydrate 15g; Protein 4g; Fett 5g

Zutaten:

- ½ Wassermelone
- 1 Feta-Käse (fettarm)
- Frische Minzblätter
- 2 EL Balsamico-Glasur

Zubereitung:

1. Zu Beginn die Wassermelone schälen, die groben Kerne entfernen und würfeln.
2. Nachfolgend den fettarmen Feta-Käse in kleine Stücke brechen.
3. Jetzt die Wassermelonenwürfel, Feta-Stücke, frische Minzblätter und Balsamico-Glasur in einer Schüssel vermengen.
4. Zum Schluss sofort servieren. Guten Appetit!

Spinat Mango Salat
Fertig in: 10 Minuten

Portionen: 2 Portionen

Nährwerte: Kalorien 100 kcal; Kohlenhydrate 15g; Protein 3g; Fett 4g

Zutaten:

- Handvoll frischer Spinat
- 1 Mango
- 50 g Walnüsse
- 2 EL Orangen-Vinaigrette

Zubereitung:

1. Am Anfang den frischen Spinat waschen und trocken tupfen.
2. Daraufhin die Mango schälen, den Kern entfernen und in Würfel schneiden.
3. Im Anschluss den Spinat, Mango Würfel, Walnüsse und Orangen-Vinaigrette in einer Schüssel vermengen.
4. Am Ende sofort servieren. Guten Appetit!

Blaubeere Feldsalat
Fertig in: 10 Minuten

Portionen: 2 Portionen

Nährwerte: Kalorien 90 kcal; Kohlenhydrate 15g; Protein 2g; Fett 3g

Zutaten:

- 2 Tassen Feldsalat
- Handvoll Blaubeeren
- 1 Ziegenkäse (fettarm)
- 2 EL Himbeer-Dressing

Zubereitung:

1. Im ersten Schritt den Feldsalat waschen und trocken tupfen.
2. Im nächsten Schritt die Blaubeeren gründlich waschen und den Ziegenkäse klein schneiden.
3. Dann den Feldsalat, Blaubeeren, fettarmen Ziegenkäse und Himbeer-Dressing in einer Schüssel vermengen.
4. Im letzten Schritt den Salat sofort servieren. Guten Appetit!

Artischocken Tomaten Salat

Fertig in: 15 Minuten

Portionen: 2 Portionen

Nährwerte: Kalorien 120 kcal; Kohlenhydrate 15g; Protein 3g; Fett 6g

Zutaten:

- 1 Dose Artischockenherzen
- 2 Tomaten
- Handvoll Basilikumblätter
- 2 EL Balsamico-Dressing

Zubereitung:

1. Vorerst die Artischockenherzen abtropfen lassen und die Tomaten in Scheiben schneiden.
2. Hiernach die Artischockenherzen, Tomatenscheiben, frische Basilikumblätter und Balsamico-Dressing in einer Schüssel vermengen.
3. Schließlich den Salat sofort servieren und genießen. Guten Appetit!

Brokkoli Cranberry Salat
Fertig in: 10 Minuten

Portionen: 2 Portionen

Nährwerte: Kalorien 80 kcal; Kohlenhydrate 15g; Protein 3g; Fett 2g

Zutaten:

- 1 Brokkoli
- Handvoll getrocknete Cranberrys
- 2 EL Mandelblättchen
- 50 g Joghurt-Dressing

Zubereitung:

1. Als erstes den Brokkoli in mundgerechte Stücke zerteilen und im kochenden Salzwasser 5 Minuten blanchieren.
2. In der Zwischenzeit die getrockneten Cranberrys grob zerkleinern.
3. Jetzt die Brokkoli Röschen, Cranberry Stücke, Mandelblättchen und Joghurt-Dressing in einer Schüssel vermengen.
4. Als letztes den Salat sofort servieren und genießen. Guten Appetit!

Papaya Möhren Salat

Fertig in: 10 Minuten

Portionen: 2 Portionen

Nährwerte: Kalorien 100 kcal; Kohlenhydrate 20g; Protein 2g; Fett 2g

Zutaten:

- 1 Papaya
- 2 Möhren
- 2 EL Cashewkerne
- 2 EL Limetten-Vinaigrette

Zubereitung:

1. Zuerst die Papaya schälen und dann in Würfel schneiden.
2. Danach die Möhren schälen und in dünne Streifen schneiden.
3. Nun die Papaya Würfel, Möhrenstreifen, Cashewkerne und Limetten-Vinaigrette in einer Schüssel vermengen.
4. Zuletzt den Salat sofort servieren. Guten Appetit!

Rote Bete Spinat Salat
Fertig in: 10 Minuten

Portionen: 2 Portionen

Nährwerte: Kalorien 90 kcal; Kohlenhydrate 15g; Protein 4g;
Fett 3g

Zutaten:

- 2 Rote Beten
- Handvoll frischer Spinat
- ½ Feta-Käse (fettarm)
- 2 EL Balsamico-Dressing

Zubereitung:

1. Vorab die roten Beten schälen und in Würfel schneiden und den Feta Käse ebenfalls würfeln
2. Als nächstes den frischen Spinat waschen und grob zerkleinern.
3. Nun die Rote-Bete-Würfel, Spinat, fettarmer Feta-Käse und Balsamico-Dressing in einer Schüssel vermengen.
4. Letztlich den Salat sofort servieren. Guten Appetit!

Chicorée Orangen Salat

Fertig in: 10 Minuten

Portionen: 2 Portionen

Nährwerte: Kalorien 80 kcal; Kohlenhydrate 15g; Protein 2g; Fett 2g

Zutaten:

- 2 Chicorée-Köpfe
- 2 Orangen
- 50 g Walnüsse
- 2 EL Orangen-Dijon-Dressing

Zubereitung:

1. Anfangs die Chicorée-Blätter voneinander lösen und gründlich waschen
2. Im nächsten Schritt die Orangen schälen und in Spalten schneiden.
3. Jetzt die Chicorée-Blätter, Orangenspalten, Walnüsse und Orangen-Dijon-Dressing in einer Schüssel vermengen.
4. Abschließend den Salat sofort servieren. Guten Appetit!

Mango Radieschen Salat
Fertig in: 10 Minuten

Portionen: 2 Portionen

Nährwerte: Kalorien 90 kcal; Kohlenhydrate 20g; Protein 2g; Fett 1g

Zutaten:

- 1 Mango
- Handvoll Radieschen
- Korianderblätter
- 2 EL Limetten-Chili-Dressing

Zubereitung:

1. Zu Beginn die Mango schälen, den Kern entfernen und in Würfel schneiden.
2. Nachfolgend die Radieschen in dünne Scheiben schneiden.
3. Nun die Mango Würfel, Radieschen Scheiben, Korianderblätter und Limetten-Chili-Dressing in einer Schüssel vermengen.
4. Zum Schluss den Salat sofort servieren. Guten Appetit!

Linsen Avocado Salat

Fertig in: 15 Minuten

Portionen: 2 Portionen

Nährwerte: Kalorien 150 kcal; Kohlenhydrate 20g; Protein 8g; Fett 5g

Zutaten:

- 1 Tasse grüne Linsen
- 2 Avocados
- 10 Cherrytomaten
- Frischer Koriander
- 2 EL Zitronen-Dressing

Zubereitung:

1. Am Anfang die grünen Linsen nach Packungsanweisung kochen und abkühlen lassen.
2. Anschließend die Avocados schälen und in Würfel schneiden.
3. Hiernach die gekochten Linsen, Avocado Würfel, Cherrytomaten, frischen Koriander und Zitronen-Dressing in einer Schüssel vermengen.
4. Am Ende den Salat sofort servieren. Guten Appetit!

Granatapfel Feldsalat
Fertig in: 10 Minuten

Portionen: 2 Portionen

Nährwerte: Kalorien 80 kcal; Kohlenhydrate 15g; Protein 2g;
Fett 1g

Zutaten:

- 2 Tassen Feldsalat
- 1 Granatapfel
- 50 g Walnüsse
- 2 EL Himbeer-Balsamico-Dressing

Zubereitung:

1. Im ersten Schritt den Feldsalat waschen und trocken tupfen.
2. Im nächsten Schritt die Kerne des Granatapfels herauslösen.
3. Folglich den Feldsalat, Granatapfelkerne, Walnüsse und Himbeer-Balsamico-Dressing in einer Schüssel vermengen.
4. Im letzten Schritt den Salat sofort servieren. Guten Appetit!

Paprika Möhren Salat

Fertig in: 10 Minuten

Portionen: 2 Portionen

Nährwerte: Kalorien 90 kcal; Kohlenhydrate 15g; Protein 2g; Fett 3g

Zutaten:

- 2 Paprikaschoten
- 2 Möhren
- 8 Radieschen
- 2 EL Zitronen-Olivenöl-Dressing

Zubereitung:

1. Vorerst die Paprikaschoten entkernen und in Streifen schneiden.
2. Hiernach die Möhren schälen und in dünne Scheiben schneiden.
3. Dann die Paprikastreifen, Möhrenscheiben, Radieschen und Zitronen-Olivenöl-Dressing in einer Schüssel vermengen.
4. Schließlich den Salat sofort servieren. Guten Appetit!

Artischocken Zucchini Salat

Fertig in: 10 Minuten

Portionen: 2 Portionen

Nährwerte: Kalorien 100 kcal; Kohlenhydrate 15g; Protein 3g; Fett 4g

Zutaten:

- 1 Dose Artischockenherzen
- 2 Zucchini
- 10 Cherrytomaten
- 2 EL Balsamico-Honig-Senf-Dressing

Zubereitung:

1. Als erstes die Artischockenherzen abtropfen lassen und die Zucchini in dünne Scheiben schneiden.
2. Jetzt die Artischockenherzen, Zucchinischeiben, Cherrytomaten und Balsamico-Honig-Senf-Dressing in einer Schüssel vermengen.
3. Als letztes den Salat sofort servieren. Guten Appetit!

Brokkoli Blumenkohl Salat
Fertig in: 10 Minuten

Portionen: 2 Portionen

Nährwerte: Kalorien 80 kcal; Kohlenhydrate 15g; Protein 3g; Fett 2g

Zutaten:

- 1 Brokkoli
- 1 Blumenkohl
- 2 EL Mandelblättchen
- 2 EL Joghurt-Kräuter-Dressing

Zubereitung:

1. Zuerst den und Blumenkohl und den Brokkoli in mundgerechte Stücke zerteilen.
2. Im nächsten Schritt die Mandelblättchen in einer Pfanne ohne Öl leicht rösten.
3. Hiernach die Brokkoli Röschen, Blumenkohlröschen, geröstete Mandelblättchen und Joghurt-Kräuter-Dressing in einer Schüssel vermengen.
4. Zuletzt den Salat sofort servieren und genießen. Guten Appetit!

Chicorée Mango Salat
Fertig in: 10 Minuten

Portionen: 2 Portionen

Nährwerte: Kalorien 90 kcal; Kohlenhydrate 15g; Protein 2g; Fett 2g

Zutaten:

- 2 Chicorée-Köpfe
- 1 Mango
- 50 g Paranüsse
- 2 EL Balsamico-Vinaigrette

Zubereitung:

1. Vorab die Chicorée-Blätter voneinander lösen und gründlich waschen.
2. Als nächstes die Mango schälen, entkernen und in Würfel schneiden.
3. Dann die Chicorée-Blätter, Mango Würfel, Paranüsse und Balsamico-Vinaigrette in einer Schüssel vermengen.
4. Letztlich den Salat sofort servieren und genießen. Guten Appetit!

Mittagsgerichte mit Fleisch

Genießen Sie herzhafte Mittagsgerichte mit Fleisch, die nicht nur sättigen, sondern auch schonend für den Magen sind. Entdecken Sie kreative Zubereitungen, die Geschmack und Bekömmlichkeit perfekt vereinen.

Hähnchenbrust mit Spinat und Süßkartoffelpüree

Fertig in: 30 Minuten

Portionen: 2 Portionen

Nährwerte: Kalorien 300 kcal; Kohlenhydrate 20g; Protein 30g; Fett 10g

Zutaten:

- 2 Hähnchenbrustfilets (je 150 g)
- 200 g frischer Spinat
- 2 Süßkartoffeln
- 1 EL Olivenöl
- Salz, Pfeffer

Zubereitung:

1. Anfangs die Süßkartoffeln schälen, würfeln und weichkochen.
2. Währenddessen die Hähnchenbrustfilets salzen und pfeffern, dann in einer Pfanne mit Olivenöl anbraten.
3. Im Anschluss den frischen Spinat hinzufügen und kurz zusammenfallen lassen.
4. Abschließend die gekochten Süßkartoffeln pürieren und mit Salz und Pfeffer abschmecken, zusammen mit dem Hähnchen und Spinat servieren. Guten Appetit!

Putenschnitzel mit Spargel

Fertig in: 20 Minuten

Portionen: 2 Portionen

Nährwerte: Kalorien 250 kcal; Kohlenhydrate 20g; Protein 30g; Fett 8g

Zutaten:

- 2 Putenschnitzel (je 150 g)
- Bund grüner Spargel
- 2 Kartoffeln
- 2 EL Rapsöl
- Zitronensaft
- Salz, Pfeffer

Zubereitung:

1. Zu Beginn die Kartoffeln schälen, würfeln und weichkochen.
2. Danach die Putenschnitzel mit Zitronensaft beträufeln und mit Salz und Pfeffer würzen, dann in einer Pfanne mit Rapsöl braten.
3. Nun den grünen Spargel waschen und die Enden abschneiden, dann in einer separaten Pfanne mit Rapsöl anbraten.
4. Zum Schluss die gekochten Kartoffelwürfel, gebratene Putenschnitzel und Spargel auf einem Teller anrichten. Guten Appetit!

Rindersteak mit Paprika und Blumenkohlreis
Fertig in: 30 Minuten

Portionen: 2 Portionen

Nährwerte: Kalorien 320 kcal; Kohlenhydrate 15g; Protein 35g; Fett 15g

Zutaten:

- 2 Rindersteaks (je 150 g)
- 2 rote Paprikaschoten
- 1 Blumenkohl
- 2 EL Kokosöl
- 1 TL Kreuzkümmel
- Salz, Pfeffer

Zubereitung:

1. Am Anfang den Blumenkohl in kleine Röschen teilen und im Mixer zu Reiskörnern verarbeiten.
2. Folglich die Rindersteaks mit Kreuzkümmel, Salz und Pfeffer würzen, dann in einer Pfanne mit Kokosöl braten.
3. Währenddessen die roten Paprikaschoten in Streifen schneiden und in einer separaten Pfanne anbraten.
4. Am Ende den Blumenkohlreis, gebratene Rindersteaks und Paprikastreifen auf einem Teller anrichten. Guten Appetit!

Hähnchen Gemüse Spieße

Fertig in: 25 Minuten

Portionen: 2 Portionen

Nährwerte: Kalorien 280 kcal; Kohlenhydrate 20g; Protein 30g; Fett 10g

Zutaten:

- 2 Hähnchenbrustfilets (je 150 g)
- 1 Zucchini
- 10 Kirschtomaten
- 1 Zitrone
- 1 EL Olivenöl
- Salz, Pfeffer

Zubereitung:

1. Im ersten Schritt die Zucchini waschen und in Scheiben schneiden.
2. Hiernach die Hähnchenbrustfilets in Würfel schneiden und abwechselnd mit Zucchinischeiben auf Spieße stecken.
3. Anschließend die Kirschtomaten waschen und halbieren und auch auf die Spieße stecken
4. Im letzten Schritt die Hähnchenspieße mit Kirschtomaten in einer Pfanne mit Olivenöl braten und mit Zitronensaft beträufeln. Guten Appetit!

Pute mit Pilzen und Brokkoli
Fertig in: 25 Minuten

Portionen: 2 Portionen

Nährwerte: Kalorien 280 kcal; Kohlenhydrate 20g; Protein 30g; Fett 10g

Zutaten:

- 2 Putenbrustfilets (je 150 g)
- 100 g Champignons
- 1 Brokkoli
- 2 EL Kokosöl
- 1 EL Thymian
- Salz, Pfeffer

Zubereitung:

1. Vorerst die Putenbrustfilets mit Thymian, Salz und Pfeffer würzen.
2. Anschließend die Champignons putzen und in Scheiben schneiden.
3. Nun die Putenbrustfilets in einer Pfanne mit Kokosöl braten und die Champignons hinzufügen.
4. Schließlich den Brokkoli in Röschen teilen und kurz dünsten, dann alles gemeinsam servieren. Guten Appetit!

Hähnchengeschnetzeltes mit Paprika und Reis
Fertig in: 25 Minuten

Portionen: 2 Portionen

Nährwerte: Kalorien 290 kcal; Kohlenhydrate 25g; Protein 30g; Fett 10g

Zutaten:

- 2 Hähnchenbrustfilets (je 150 g)
- 2 rote Paprikaschoten
- 1 Tasse Basmatireis
- 2 EL Rapsöl
- 1 TL Currypulver
- Salz, Pfeffer

Zubereitung:

1. Zuerst den Basmatireis nach Packungsanweisung kochen.
2. In der Zwischenzeit die Hähnchenbrustfilets in Streifen schneiden.
3. Jetzt die roten Paprikaschoten in Streifen schneiden und in einer Pfanne mit Rapsöl anbraten.
4. Zuletzt das Hähnchengeschnetzelte mit Currypulver, Salz und Pfeffer würzen und gemeinsam mit dem Paprika und Reis servieren. Guten Appetit!

Rindergeschnetzeltes mit Gemüse
Fertig in: 30 Minuten

Portionen: 2 Portionen

Nährwerte: Kalorien 320 kcal; Kohlenhydrate 15g; Protein 35g; Fett 15g

Zutaten:

- 200 g Rindergeschnetzeltes
- 100 g grüne Bohnen
- 100 g Erbsen
- 2 Kartoffeln
- 2 EL Olivenöl
- Rosmarin
- Salz, Pfeffer

Zubereitung:

1. Als erstes die Kartoffeln schälen, würfeln und weichkochen.
2. Danach das Rindergeschnetzelte in einer Pfanne mit Olivenöl anbraten.
3. Folglich die grünen Bohnen und Erbsen in heißem Wasser blanchieren.
4. Als letztes die gekochten Kartoffelwürfel, angebratenes Rindergeschnetzeltes und grünes Gemüse auf einem Teller anrichten. Guten Appetit!

Geflügel Spieße mit Quinoa
Fertig in: 25 Minuten

Portionen: 2 Portionen

Nährwerte: Kalorien 280 kcal; Kohlenhydrate 20g; Protein 30g; Fett 10g

Zutaten:

- 300 g Geflügel
- 1 gelbe Paprika
- 1 Zucchini
- 1 Tasse Quinoa
- 2 EL Rapsöl
- 1 TL Kreuzkümmel
- Salz, Pfeffer

Zubereitung:

1. Vorab den Quinoa nach Packungsanweisung kochen und das Geflügel würfeln und auf die Spieße stecken.
2. Nachfolgend das Geflügel auf den Spießen mit Kreuzkümmel, Salz und Pfeffer würzen und in einer Pfanne mit Rapsöl braten.
3. Folglich die gelbe Paprika in Streifen schneiden und die Zucchini in Scheiben schneiden und ebenfalls kurz rösten.
4. Letztlich den gekochten Quinoa, gebratene Geflügelspieße und das geschnittene Gemüse auf einem Teller anrichten. Guten Appetit!

Zitronen Kräuter Hähnchen

Fertig in: 30 Minuten

Portionen: 2 Portionen

Nährwerte: Kalorien 280 kcal; Kohlenhydrate 20g; Protein 30g; Fett 10g

Zutaten:

- 2 Hähnchenbrustfilets (je 150 g)
- Bund grüner Spargel
- 1 Zitrone
- Frische Kräuter (z.B., Petersilie, Schnittlauch)
- 2 EL Olivenöl
- Salz, Pfeffer

Zubereitung:

1. Anfangs den grünen Spargel waschen und die Enden abschneiden.
2. Dann die Hähnchenbrustfilets mit Zitronensaft beträufeln und mit gehackten Kräutern, Salz und Pfeffer würzen, dann in einer Pfanne mit Olivenöl braten.
3. Als nächstes den grünen Spargel in einer separaten Pfanne mit Olivenöl anbraten.
4. Abschließend das gebratene Hähnchen mit Zitronen-Kräuter-Sauce und grünem Spargel servieren. Guten Appetit!

Putenbraten mit Blumenkohl-Kartoffelstampf
Fertig in: 40 Minuten

Portionen: 2 Portionen

Nährwerte: Kalorien 300 kcal; Kohlenhydrate 20g; Protein 30g; Fett 10g

Zutaten:

- 2 Putenbraten (je 200 g)
- 1 Blumenkohl
- 2 Kartoffeln
- 2 EL Rapsöl
- Muskatnuss
- Salz, Pfeffer

Zubereitung:

1. Zu Beginn den Blumenkohl in Röschen teilen und im Mixer zu Reiskörnern verarbeiten.
2. Anschließend die Kartoffeln schälen, würfeln und weichkochen und mit dem Blumenkohl vermengen.
3. Jetzt die Putenbraten mit Salz und Pfeffer würzen und in einer Pfanne mit Rapsöl braten.
4. Zum Schluss den Blumenkohl-Kartoffelstampf mit Muskatnuss abschmecken und gemeinsam mit dem gebratenen Putenbraten servieren. Guten Appetit!

Lammkoteletts mit Ratatouille
Fertig in: 35 Minuten

Portionen: 2 Portionen

Nährwerte: Kalorien 350 kcal; Kohlenhydrate 25g; Protein 30g; Fett 18g

Zutaten:

- 4 Lammkoteletts
- 1 Zucchini
- 1 Aubergine
- 1 Paprika
- 2 Tomaten
- 2 EL Olivenöl
- Thymian
- Salz, Pfeffer

Zubereitung:

1. Am Anfang die Zucchini, Aubergine, Paprika und Tomaten in Würfel schneiden
2. Hiernach das Gemüse mit 1 EL Olivenöl weich rösten und dann herausnehmen.
3. Im Anschluss die Lammkoteletts mit Thymian, Salz und Pfeffer würzen und in einer Pfanne mit Olivenöl braten.
4. Am Ende das Ratatouille-Gemüse mit den Lammkoteletts servieren. Guten Appetit!

Rindergulasch mit Kürbispüree
Fertig in: 40 Minuten

Portionen: 2 Portionen

Nährwerte: Kalorien 320 kcal; Kohlenhydrate 20g; Protein 35g; Fett 14g

Zutaten:

- 300 g Rindergulasch
- 1 Butternut-Kürbis
- 2 EL Olivenöl
- 200 ml Gemüsebrühe
- Majoran
- Salz, Pfeffer

Zubereitung:

1. Im ersten Schritt den Butternut-Kürbis schälen, entkernen und in Würfel schneiden.
2. Jetzt das Rindergulasch in einer Pfanne mit Olivenöl anbraten.
3. Im letzten Schritt den Butternut-Kürbis mit Gemüsebrühe kochen, pürieren und mit Majoran, Salz und Pfeffer abschmecken, dann mit dem Rindergulasch servieren. Guten Appetit!

Hühnchen Wok mit Gemüse
Fertig in: 25 Minuten

Portionen: 2 Portionen

Nährwerte: Kalorien 280 kcal; Kohlenhydrate 20g; Protein 30g; Fett 10g

Zutaten:

- 2 Hähnchenbrustfilets (je 150 g)
- 1 Brokkoli
- 2 Möhren
- 1 Pak Choi
- 3 EL Sojasauce
- 1 TL Ingwer
- 1 EL Sesamöl
- Salz, Pfeffer

Zubereitung:

1. Vorerst den Brokkoli in Röschen teilen, die Möhren schälen und in dünne Scheiben schneiden und den Pak Choi klein schneiden.
2. Jetzt die Hähnchenbrustfilets in Streifen schneiden und das Hühnchen-Wok mit Gemüse in einer Pfanne mit Sesamöl anbraten.
3. Anschließend die Sojasauce und gehackten Ingwer hinzufügen.
4. Schließlich mit Salz und Pfeffer würzen und servieren. Guten Appetit!

Linsen Hähnchen Pfanne
Fertig in: 25 Minuten

Portionen: 2 Portionen

Nährwerte: Kalorien 280 kcal; Kohlenhydrate 20g; Protein 30g; Fett 10g

Zutaten:

- 2 Hähnchenbrustfilets (je 150 g)
- 1 Paprika
- 1 Zucchini
- 2 Tomaten
- 200 g rote Linsen
- 2 EL Olivenöl
- 1 TL Currypulver
- Salz, Pfeffer

Zubereitung:

1. Als erstes die Hähnchenbrustfilets in Streifen schneiden und die Linsen nach Packungsanweisung köcheln.
2. Danach die Paprika, Zucchini und Tomaten in Würfel schneiden.
3. Jetzt die Hähnchenstreifen in einer Pfanne mit Olivenöl anbraten, das Gemüse hinzufügen und mit Currypulver, Salz und Pfeffer würzen.
4. Als letztes die Gemüsepfanne mit Hähnchen und Linsen servieren. Guten Appetit!

Hähnchen Avocado Wrap
Fertig in: 20 Minuten

Portionen: 2 Portionen

Nährwerte: Kalorien 280 kcal; Kohlenhydrate 15g; Protein 30g; Fett 12g

Zutaten:

- 2 Hähnchenbrustfilets (je 150 g)
- 2 Vollkorn Wraps
- Handvoll Blattsalat (z.B., Kopfsalat, Römersalat)
- 2 Avocados
- 2 EL Joghurt
- 1 Limette
- Koriander
- Salz, Pfeffer

Zubereitung:

1. Zuerst den Blattsalat waschen und trocken tupfen und die Wraps nach Packungsanweisung erwärmen.
2. Folglich die Hähnchenbrustfilets mit Limettensaft beträufeln und mit gehacktem Koriander, Salz und Pfeffer würzen, dann in einer Pfanne braten.
3. In der Zwischenzeit die Avocados schälen und in Würfel schneiden und die Wraps mit dem Joghurt bestreichen.
4. Zuletzt das Hähnchen mit der Avocado und dem Salat auf den Wraps verteilen und dann servieren. Guten Appetit!

Mittagsgerichte mit Fisch

Erleben Sie delikate Mittagsgerichte mit Fisch, die nicht nur reich an Omega-3-Fettsäuren sind, sondern auch magenfreundlich. Folgende Fischgerichte bieten eine leichte und gesunde Wahl für das Mittagessen.

Lachs mit Brokkoli und Quinoa
Fertig in: 25 Minuten

Portionen: 2 Portionen

Nährwerte: Kalorien 350 kcal; Kohlenhydrate 25g; Protein 30g; Fett 15g

Zutaten:

- 2 Lachsfilets (je 150 g)
- 1 Brokkoli
- 1 Tasse Quinoa
- 1 Zitrone
- 2 EL Olivenöl
- Salz, Pfeffer

Zubereitung:

1. Vorab den Quinoa nach Packungsanweisung kochen.
2. Währenddessen den Lachs mit Zitronensaft beträufeln und mit Salz und Pfeffer würzen, dann in einer Pfanne mit Olivenöl braten.
3. Im Anschluss den Brokkoli in Röschen schneiden und dämpfen.
4. Letztlich den gekochten Quinoa, gebratenen Lachs und gedämpften Brokkoli auf einem Teller anrichten. Guten Appetit!

Gebackene Lachsfilets

Fertig in: 20 Minuten

Portionen: 2 Portionen

Nährwerte: Kalorien 300 kcal; Kohlenhydrate 25g; Protein 30g; Fett 12g

Zutaten:

- 2 Lachsfilets (je 150 g)
- 100 g Spargelspitzen
- 100 g Erbsen
- 1 Zitrone
- 2 EL Olivenöl
- Salz, Pfeffer

Zubereitung:

1. Anfangs den Backofen auf 180 Grad Celsius vorheizen.
2. Danach die Lachsfilets mit Zitronensaft beträufeln und mit Salz und Pfeffer würzen, dann im vorgeheizten Ofen 15 Minuten backen.
3. Nachfolgend die Spargelspitzen und Erbsen in heißem Wasser blanchieren.
4. Abschließend die gebackenen Lachsfilets mit grünem Gemüse auf einem Teller anrichten. Guten Appetit!

Thunfischsteaks mit Avocado Salsa

Fertig in: 20 Minuten

Portionen: 2 Portionen

Nährwerte: Kalorien 320 kcal; Kohlenhydrate 15g; Protein 30g; Fett 15g

Zutaten:

- 2 Thunfischsteaks (je 150 g)
- 2 Avocados
- 2 Tomaten
- 2 Frühlingszwiebeln
- 1 Limette
- Koriander
- Salz, Pfeffer

Zubereitung:

1. Zu Beginn die Avocados schälen und in Würfel schneiden.
2. Im Anschluss die Tomaten und Frühlingszwiebeln ebenfalls klein schneiden.
3. Dann die Thunfischsteaks mit Limettensaft beträufeln und mit gehacktem Koriander, Salz und Pfeffer würzen, dann in einer Pfanne braten.
4. Zum Schluss die Avocado-Salsa auf den Thunfischsteaks anrichten. Guten Appetit!

Forellenfilets mit Spinat
Fertig in: 30 Minuten

Portionen: 2 Portionen

Nährwerte: Kalorien 300 kcal; Kohlenhydrate 25g; Protein 30g; Fett 12g

Zutaten:

- 2 Forellenfilets
- Handvoll frischer Spinat
- 2 Kartoffeln
- 1 Zitrone
- 2 EL Olivenöl
- Salz, Pfeffer

Zubereitung:

1. Am Anfang die Kartoffeln schälen, in Spalten schneiden und im Ofen backen.
2. Als nächstes den frischen Spinat waschen und kurz dünsten.
3. Jetzt die Forellenfilets mit Zitronensaft beträufeln, mit Salz und Pfeffer würzen und in einer Pfanne mit Olivenöl braten.
4. Am Ende die gebackenen Kartoffelspalten mit Forellenfilets und Spinat servieren. Guten Appetit!

Lachs mit Brokkoli und Quinoa
Fertig in: 25 Minuten

Portionen: 2 Portionen

Nährwerte: Kalorien 320 kcal; Kohlenhydrate 30g; Protein 25g; Fett 12g

Zutaten:

- 2 Lachsfilets
- 1 Brokkoli
- 1 Tasse Quinoa
- Frischer Dill
- 2 EL Olivenöl
- Saft von 1 Zitrone
- Salz, Pfeffer

Zubereitung:

1. Im ersten Schritt die Quinoa nach Packungsanweisung kochen, abgießen und beiseitestellen und die Lachsfilets in mundgerechte Stücke schneiden.
2. Anschließend den Brokkoli waschen, in kleine Röschen teilen und das Olivenöl in einer Pfanne erhitzen.
3. Nachfolgend die Lachsstücke darin anbraten, bis sie durchgegart sind, dann die Brokkoli Röschen hinzufügen und für weitere 3-4 Minuten braten.
4. Im letzten Schritt die gekochte Quinoa, frischen Dill und Zitronensaft hinzufügen, alles gut vermengen, mit Salz und Pfeffer abschmecken und sofort servieren. Guten Appetit!

Thunfisch mit Avocado und Tomaten
Fertig in: 15 Minuten

Portionen: 2 Portionen

Nährwerte: Kalorien 280 kcal; Kohlenhydrate 15g; Protein 20g; Fett 18g

Zutaten:

- 2 Dosen Thunfisch im eigenen Saft
- 1 Avocado
- 1 Tasse Kirschtomaten
- Frischer Koriander
- 2 EL Olivenöl
- Saft von 1 Limette
- Salz, Pfeffer

Zubereitung:

1. Vorerst den Thunfisch abtropfen lassen und die Avocado halbieren, den Kern entfernen und das Fruchtfleisch in Würfel schneiden.
2. Jetzt die Kirschtomaten waschen und halbieren, dann das Olivenöl in einer Schüssel erhitzen.
3. Im nächsten Schritt den Thunfisch, Avocado und Kirschtomaten in die Schüssel geben, frischen Koriander hinzufügen und mit Limettensaft beträufeln.
4. Schließlich alles vorsichtig vermengen, mit Salz und Pfeffer abschmecken und sofort servieren. Guten Appetit!

Zander mit Spinat und Bulgur
Fertig in: 30 Minuten

Portionen: 2 Portionen

Nährwerte: Kalorien 300 kcal; Kohlenhydrate 25g; Protein 22g; Fett 12g

Zutaten:

- 2 Zanderfilets
- 200 g frischer Spinat
- 1 Tasse Bulgur
- Frische Petersilie
- 2 EL Olivenöl
- Saft von 1 Orange
- Salz, Pfeffer

Zubereitung:

1. Als erstes den Bulgur nach Packungsanweisung kochen, abgießen und beiseitestellen und die Zanderfilets in mundgerechte Stücke schneiden.
2. Folglich den frischen Spinat waschen und trocken tupfen, dann das Olivenöl in einer Pfanne erhitzen.
3. Danach die Zanderstücke darin anbraten, bis sie durchgegart sind, und den Spinat hinzufügen, für weitere 2-3 Minuten braten.
4. Als letztes den gekochten Bulgur, frische Petersilie und Orangensaft hinzufügen, alles gut vermengen, mit Salz und Pfeffer abschmecken und sofort servieren. Guten Appetit!

Forelle mit Spargel und Quark Dip
Fertig in: 20 Minuten

Portionen: 2 Portionen

Nährwerte: Kalorien 280 kcal; Kohlenhydrate 20g; Protein 24g; Fett 13g

Zutaten:

- 2 Forellenfilets
- 200 g grüner Spargel
- 1 Tasse Naturreis
- Frischer Schnittlauch
- 3 EL Magerquark
- Saft von 1 Zitrone
- Salz, Pfeffer

Zubereitung:

1. Zuerst den Naturreis nach Packungsanweisung kochen, abgießen und beiseitestellen und die Forellenfilets in mundgerechte Stücke schneiden.
2. Als nächstes den grünen Spargel waschen, die Enden abschneiden und das Olivenöl in einer Pfanne erhitzen.
3. Jetzt die Forellenstücke darin anbraten, bis sie durchgegart sind, dann den Spargel hinzufügen und für weitere 3-4 Minuten braten.
4. Zuletzt den gekochten Naturreis, frischen Schnittlauch und Zitronensaft hinzufügen, alles gut vermengen, mit Salz und Pfeffer abschmecken und sofort servieren. Guten Appetit!

Kabeljau mit Paprika und Kartoffelpüree
Fertig in: 25 Minuten

Portionen: 2 Portionen

Nährwerte: Kalorien 310 kcal; Kohlenhydrate 25g; Protein 23g; Fett 14g

Zutaten:

- 2 Kabeljaufilets
- 2 Paprikaschoten (rot und gelb)
- 4 Kartoffeln
- Frische Petersilie
- 2 EL Olivenöl
- 100 ml fettarme Milch
- Salz, Pfeffer

Zubereitung:

1. Vorab die Kartoffeln schälen, in Stücke schneiden und in Wasser kochen, bis sie weich sind und die Kabeljaufilets in mundgerechte Stücke schneiden.
2. Im Anschluss die Paprikaschoten waschen, entkernen und in Streifen schneiden, dann das Olivenöl in einer Pfanne erhitzen.
3. Daraufhin die Kabeljaustücke darin anbraten, bis sie durchgegart sind, dann die Paprikastreifen hinzufügen und für weitere 3-4 Minuten braten.
4. Letztlich die gekochten Kartoffeln stampfen, fettarme Milch hinzufügen, frische Petersilie unterrühren, mit Salz und Pfeffer abschmecken und sofort servieren. Guten Appetit!

Makrele Tacos

Fertig in: 20 Minuten

Portionen: 2 Portionen

Nährwerte: Kalorien 290 kcal; Kohlenhydrate 18g; Protein 21g; Fett 15g

Zutaten:

- 2 Makrele-Filets
- 1 Avocado
- 1 Tomate
- Frischer Koriander
- 4 Mais-Tortillas
- 2 EL Olivenöl
- Saft von 1 Limette
- Salz, Pfeffer

Zubereitung:

1. Anfangs die Makrele-Filets in mundgerechte Stücke schneiden und die Avocado halbieren, den Kern entfernen und das Fruchtfleisch würfeln.
2. Hiernach die Tomate waschen und in kleine Stücke schneiden, dann das Olivenöl in einer Pfanne erhitzen.
3. Im nächsten Schritt die Makrele-Stücke darin anbraten, bis sie durchgegart sind, dann die Mais-Tortillas in der Pfanne erwärmen.
4. Abschließend die Avocado- und Tomatenstücke vermengen, frischen Koriander hinzufügen, mit Limettensaft beträufeln, über die Tortillas verteilen, mit Salz und Pfeffer abschmecken und sofort servieren. Guten Appetit!

Forelle mit Nudeln und Rucola
Fertig in: 20 Minuten

Portionen: 2 Portionen

Nährwerte: Kalorien 270 kcal; Kohlenhydrate 22g; Protein 20g; Fett 12g

Zutaten:

- 2 Forellenfilets
- 200 g Vollkornnudeln
- 1 Handvoll Rucola
- Frische Minze
- 3 EL Olivenöl
- Saft von 1 Zitrone
- Salz, Pfeffer

Zubereitung:

1. Zu Beginn die Vollkornnudeln nach Packungsanweisung kochen, abgießen und beiseitestellen und die Forellenfilets in mundgerechte Stücke schneiden.
2. Im Anschluss den Rucola waschen und trocken tupfen, dann das Olivenöl in einer Pfanne erhitzen.
3. Nun die Forellenstücke darin anbraten, bis sie durchgegart sind, dann die gekochten Vollkornnudeln und Rucola hinzufügen, für weitere 2-3 Minuten braten.
4. Zum Schluss frische Minze unterheben, Zitronensaft hinzufügen, alles gut vermengen, mit Salz und Pfeffer abschmecken und sofort servieren. Guten Appetit!

Heilbutt mit Blattspinat und Kartoffelspalten
Fertig in: 30 Minuten

Portionen: 2 Portionen

Nährwerte: Kalorien 320 kcal; Kohlenhydrate 28g; Protein 24g; Fett 13g

Zutaten:

- 2 Heilbutt Filets
- 300 g frischer Blattspinat
- 4 Kartoffeln
- Frische Dillspitzen
- 2 EL Olivenöl
- Saft von 1 Zitrone
- Salz, Pfeffer

Zubereitung:

1. Am Anfang die Kartoffeln schälen, in Spalten schneiden und im Ofen backen, bis sie knusprig sind und die Heilbutt Filets in mundgerechte Stücke schneiden.
2. Dann den frischen Blattspinat waschen und trocken tupfen, dann das Olivenöl in einer Pfanne erhitzen.
3. Jetzt die Heilbutt Stücke darin anbraten, bis sie durchgegart sind, dann den Blattspinat hinzufügen und für weitere 2-3 Minuten braten.
4. Am Ende die gebackenen Kartoffelspalten, frische Dillspitzen und Zitronensaft hinzufügen, alles gut vermengen, mit Salz und Pfeffer abschmecken und sofort servieren. Guten Appetit!

Saibling mit Quinoa
Fertig in: 25 Minuten

Portionen: 2 Portionen

Nährwerte: Kalorien 290 kcal; Kohlenhydrate 22g; Protein 23g; Fett 14g

Zutaten:

- 2 Saibling Filets
- 1 Gurke
- 1 Tasse Quinoa
- Frischer Estragon
- 2 EL Olivenöl
- Saft von 1 Limette
- Salz, Pfeffer

Zubereitung:

1. Im ersten Schritt die Quinoa nach Packungsanweisung kochen, abgießen und beiseitestellen und die Saibling Filets in mundgerechte Stücke schneiden.
2. Währenddessen die Gurke waschen, schälen und in dünne Scheiben schneiden, dann das Olivenöl in einer Pfanne erhitzen.
3. Danach die Saibling Stücke darin anbraten, bis sie durchgegart sind, dann die Gurkenscheiben hinzufügen und für weitere 2-3 Minuten braten.
4. Im letzten Schritt die gekochte Quinoa, frischen Estragon und Limettensaft hinzufügen, alles gut vermengen, mit Salz und Pfeffer abschmecken und sofort servieren. Guten Appetit!

Seelachs mit Spargel und Bulgur
Fertig in: 30 Minuten

Portionen: 2 Portionen

Nährwerte: Kalorien 310 kcal; Kohlenhydrate 26g; Protein 22g; Fett 12g

Zutaten:

- 2 Seelachsfilets
- 200 g grüner Spargel
- 1 Tasse Bulgur
- Frische Petersilie
- 2 EL Olivenöl
- Saft von 1 Zitrone
- Salz, Pfeffer

Zubereitung:

1. Vorerst den Bulgur nach Packungsanweisung kochen, abgießen und beiseitestellen und die Seelachsfilets in mundgerechte Stücke schneiden.
2. Anschließend den grünen Spargel waschen, die Enden abschneiden und das Olivenöl in einer Pfanne erhitzen.
3. Danach die Seelachsstücke darin anbraten, bis sie durchgegart sind, dann den Spargel hinzufügen und für weitere 3-4 Minuten braten.
4. Schließlich den gekochten Bulgur, frische Petersilie und Zitronensaft hinzufügen, alles gut vermengen, mit Salz und Pfeffer abschmecken und servieren. Guten Appetit!

Gebackener Kabeljau mit Blumenkohlpüree
Fertig in: 30 Minuten

Portionen: 2 Portionen

Nährwerte: Kalorien 310 kcal; Kohlenhydrate 24g; Protein 23g; Fett 14g

Zutaten:

- 2 Kabeljaufilets
- 1 kleiner Blumenkohl
- 2 EL Mandelmilch
- Frische Petersilie
- 2 EL Olivenöl
- Saft von 1 Zitrone
- Salz, Pfeffer

Zubereitung:

1. Als erstes den Blumenkohl in Röschen teilen und in Wasser kochen, bis er weich ist und die Kabeljaufilets in mundgerechte Stücke schneiden.
2. Nachfolgend den Blumenkohl abgießen, mit Mandelmilch stampfen, frische Petersilie unterrühren und warmhalten.
3. Im Anschluss das Olivenöl in einer Pfanne erhitzen und die Kabeljaustücke darin goldbraun braten.
4. Als letztes das Blumenkohlpüree auf zwei Teller verteilen, die gebackenen Kabeljaustücke darauf platzieren, mit Zitronensaft beträufeln, mit Salz und Pfeffer abschmecken und sofort servieren. Guten Appetit!

Vegetarische Mittagsgerichte

Tauchen Sie ein in eine Vielfalt köstlicher vegetarischer Mittagsgerichte, die nicht nur den Fleischverzicht feiern, sondern auch eine schonende Option für empfindliche Mägen bieten. Entdecken Sie neue Geschmackshorizonte ohne Kompromisse.

Gemüsepfanne mit Tofu und Quinoa
Fertig in: 25 Minuten

Portionen: 2 Portionen

Nährwerte: Kalorien 320 kcal; Kohlenhydrate 30g; Protein 18g; Fett 15g

Zutaten:

- 200 g Tofu
- 1 Zucchini
- 1 Paprika (gelb oder rot)
- 1 Tasse Quinoa
- Frischer Koriander
- 2 EL Olivenöl
- Saft von 1 Limette
- Salz, Pfeffer

Zubereitung:

1. Zuerst den Tofu in Würfel schneiden und die Zucchini und Paprika waschen und in mundgerechte Stücke schneiden.
2. Als nächstes die Quinoa nach Packungsanweisung kochen, abgießen und beiseitestellen.
3. In der Zwischenzeit das Olivenöl in einer Pfanne erhitzen und den Tofu darin anbraten, bis er goldbraun ist.
4. Zuletzt Zucchini und Paprika hinzufügen, kurz anbraten, gekochte Quinoa unterrühren, mit Limettensaft beträufeln, mit Salz und Pfeffer abschmecken und sofort servieren. Guten Appetit!

Süßkartoffel Linsen Curry
Fertig in: 30 Minuten

Portionen: 2 Portionen

Nährwerte: Kalorien 310 kcal; Kohlenhydrate 28g; Protein 16g; Fett 14g

Zutaten:

- 2 Süßkartoffeln
- 1 Tasse rote Linsen
- 1 Dose Kokosmilch
- Frischer Ingwer
- Frischer Koriander
- 2 EL Olivenöl
- Saft von 1 Zitrone
- Salz, Pfeffer

Zubereitung:

1. Vorab die Süßkartoffeln schälen und in Würfel schneiden und die roten Linsen gründlich abspülen.
2. Folglich die Süßkartoffelwürfel, rote Linsen und Kokosmilch in einem Topf zum Kochen bringen.
3. Jetzt das Olivenöl und frisch geriebenen Ingwer hinzufügen, köcheln lassen, bis die Süßkartoffeln weich sind.
4. Letztlich mit Zitronensaft beträufeln, mit frischem Koriander garnieren, mit Salz und Pfeffer abschmecken und sofort servieren. Guten Appetit!

Spinat Ricotta Nudeln mit Tomatensauce

Fertig in: 20 Minuten

Portionen: 2 Portionen

Nährwerte: Kalorien 290 kcal; Kohlenhydrate 25g; Protein 15g; Fett 14g

Zutaten:

- 200 g Vollkornnudeln
- 150 g frischer Spinat
- 200 g Ricotta
- 1 Dose passierte Tomaten
- Frisches Basilikum
- 2 EL Olivenöl
- Salz, Pfeffer

Zubereitung:

1. Anfangs die Vollkornnudeln nach Packungsanweisung kochen, abgießen und beiseitestellen und den frischen Spinat waschen und grob hacken.
2. Anschließend in einer Pfanne das Olivenöl erhitzen, den Spinat hinzufügen und kurz anbraten, bis er zusammenfällt.
3. Hiernach Ricotta unter den Spinat rühren und passierte Tomaten hinzufügen, köcheln lassen, bis die Sauce eindickt.
4. Abschließend die gekochten Vollkornnudeln unterheben, mit frischem Basilikum garnieren, mit Salz und Pfeffer abschmecken und sofort servieren. Guten Appetit!

Quinoa mit Avocado und Kichererbsen

Fertig in: 25 Minuten

Portionen: 2 Portionen

Nährwerte: Kalorien 300 kcal; Kohlenhydrate 28g; Protein 14g; Fett 15g

Zutaten:

- 1 Tasse Quinoa
- 1 Avocado
- 1 Dose Kichererbsen
- Frische Petersilie
- 2 EL Olivenöl
- Saft von 1 Zitrone
- Salz, Pfeffer

Zubereitung:

1. Zu Beginn den Quinoa nach Packungsanweisung kochen, abgießen und beiseitestellen und die Avocado halbieren, den Kern entfernen und das Fruchtfleisch in Würfel schneiden.
2. Nachfolgend die Kichererbsen abspülen und abtropfen lassen, dann das Olivenöl in einer Schüssel erhitzen.
3. Nun den Quinoa, Avocado, Kichererbsen und frische Petersilie in die Schüssel geben, mit Zitronensaft beträufeln und gut vermengen.
4. Zum Schluss mit Salz und Pfeffer abschmecken und sofort servieren. Guten Appetit!

Tofu mit Gemüse und Quinoa
Fertig in: 30 Minuten

Portionen: 2 Portionen

Nährwerte: Kalorien 310 kcal; Kohlenhydrate 25g; Protein 16g; Fett 16g

Zutaten:

- 200 g Tofu
- 1 Zucchini
- 1 Paprika (rot oder gelb)
- 1 Tasse Quinoa
- Frische Korianderblätter
- 2 EL Olivenöl
- Saft von 1 Limette
- Salz, Pfeffer

Zubereitung:

1. Am Anfang den Tofu in Würfel schneiden und die Zucchini und Paprika waschen und in mundgerechte Stücke schneiden.
2. Im Anschluss die Quinoa nach Packungsanweisung kochen, abgießen und beiseitestellen.
3. Als nächstes das Olivenöl in einer Pfanne erhitzen und den Tofu darin anbraten, bis er goldbraun ist.
4. Am Ende die Zucchini und Paprika hinzufügen, kurz anbraten, gekochte Quinoa unterrühren, mit Limettensaft beträufeln, mit Salz und Pfeffer abschmecken und sofort servieren. Guten Appetit!

Kürbis Risotto

Fertig in: 25 Minuten

Portionen: 2 Portionen

Nährwerte: Kalorien 290 kcal; Kohlenhydrate 26g; Protein 14g; Fett 15g

Zutaten:

- 1 Tasse Arborio-Reis
- 300 g Kürbis (z.B. Hokkaido)
- 100 g frischer Spinat
- 1 Liter Gemüsebrühe
- Frische Petersilie
- 2 EL Olivenöl
- Saft von 1 Zitrone
- Salz, Pfeffer

Zubereitung:

1. Im ersten Schritt den Kürbis schälen, entkernen und in Würfel schneiden und den frischen Spinat waschen und grob hacken.
2. Anschließend das Olivenöl in einem Topf erhitzen, den Arborio-Reis darin anschwitzen, Kürbiswürfel hinzufügen und nach und nach mit Gemüsebrühe aufgießen.
3. Danach den frischen Spinat unterheben, bis er zusammenfällt, dann mit Zitronensaft beträufeln.
4. Im letzten Schritt mit frischer Petersilie garnieren, mit Salz und Pfeffer abschmecken und sofort servieren. Guten Appetit!

Auberginen Tomaten Gratin
Fertig in: 30 Minuten

Portionen: 2 Portionen

Nährwerte: Kalorien 280 kcal; Kohlenhydrate 22g; Protein 12g; Fett 16g

Zutaten:

- 2 Auberginen
- 4 Tomaten
- 150 g Mozzarella (light)
- Frisches Basilikum
- 2 EL Olivenöl
- Salz, Pfeffer

Zubereitung:

1. Vorerst die Auberginen in Scheiben schneiden und die Tomaten waschen und in dünne Scheiben schneiden.
2. Als nächstes das Olivenöl in einer Auflaufform erhitzen, abwechselnd Auberginen- und Tomatenscheiben einschichten.
3. Hiernach den Mozzarella in dünnen Scheiben darüberlegen und das Ganze im Ofen gratinieren, bis der Käse goldbraun ist.
4. Schließlich mit frischem Basilikum garnieren, mit Salz und Pfeffer abschmecken und sofort servieren. Guten Appetit!

Kartoffel Spinat Auflauf

Fertig in: 35 Minuten

Portionen: 2 Portionen

Nährwerte: Kalorien 300 kcal; Kohlenhydrate 24g; Protein 14g; Fett 16g

Zutaten:

- 4 Kartoffeln
- 200 g frischer Spinat
- 150 g Feta
- Frische Petersilie
- 2 EL Olivenöl
- Saft von 1 Zitrone
- Salz, Pfeffer

Zubereitung:

1. Als erstes die Kartoffeln schälen, in Scheiben schneiden und in Wasser kochen, bis sie weich sind und den frischen Spinat waschen und grob hacken.
2. Im Anschluss das Olivenöl in einer Pfanne erhitzen, den Spinat darin kurz anbraten, bis er zusammenfällt.
3. Daraufhin die gekochten Kartoffelscheiben und den Feta in eine Auflaufform schichten, den angebratenen Spinat darauf verteilen.
4. Als letztes mit Zitronensaft beträufeln, mit frischer Petersilie garnieren, mit Salz und Pfeffer abschmecken und im Ofen gratinieren, bis der Feta leicht bräunt und dann sofort servieren. Guten Appetit!

Spinat Quiche mit Tomaten
Fertig in: 40 Minuten

Portionen: 2 Portionen

Nährwerte: Kalorien 320 kcal; Kohlenhydrate 26g; Protein 16g; Fett 17g

Zutaten:

- 1 Blätterteigrolle
- 200 g frischer Spinat
- 4 Eier
- 100 ml fettarme Milch
- Frischer Thymian
- 2 Tomaten
- Salz, Pfeffer

Zubereitung:

1. Zuerst den Blätterteig ausrollen und in eine Quiche Form legen und den frischen Spinat waschen und grob hacken.
2. Anschließend die Eier mit fettarmer Milch verquirlen, frischen Thymian hinzufügen und über den Spinat gießen.
3. Nachfolgend die Tomaten in Scheiben schneiden und auf der Quiche verteilen.
4. Zuletzt mit Salz und Pfeffer würzen, die Quiche im Ofen backen, bis sie goldbraun ist und dann sofort servieren. Guten Appetit!

Bulgur Gemüsepfanne mit Halloumi

Fertig in: 25 Minuten

Portionen: 2 Portionen

Nährwerte: Kalorien 310 kcal; Kohlenhydrate 24g; Protein 18g; Fett 16g

Zutaten:

- 1 Tasse Bulgur
- 1 Zucchini
- 1 Paprika (grün oder gelb)
- 200 g Cherrytomaten
- 150 g Halloumi
- 2 EL Olivenöl
- Saft von 1 Zitrone
- Salz, Pfeffer

Zubereitung:

1. Vorab den Bulgur nach Packungsanweisung kochen, abgießen und beiseitestellen und die Zucchini und Paprika waschen und in mundgerechte Stücke schneiden.
2. Im Anschluss die Cherrytomaten halbieren und den Halloumi in Würfel schneiden.
3. Folglich das Olivenöl in einer Pfanne erhitzen, Zucchini und Paprika darin anbraten, dann Cherrytomaten und Halloumi hinzufügen.
4. Letztlich den gekochten Bulgur unterheben, mit Zitronensaft beträufeln, mit Salz und Pfeffer abschmecken und sofort servieren. Guten Appetit!

Pilz Risotto mit Spargel
Fertig in: 30 Minuten

Portionen: 2 Portionen

Nährwerte:

Kalorien 290 kcal; Kohlenhydrate 26g; Protein 14g; Fett 15g

Zutaten:

- 1 Tasse Arborio-Reis
- 200 g Champignons
- 100 g Shiitake-Pilze
- 200 g grüner Spargel
- Frische Petersilie
- 2 EL Olivenöl
- Salz, Pfeffer

Zubereitung:

1. Anfangs den Arborio-Reis in einem Topf anschwitzen und die Champignons und Shiitake-Pilze putzen und in Scheiben schneiden.
2. Hiernach den grünen Spargel waschen, die Enden abschneiden und in Stücke schneiden.
3. Nun das Olivenöl in einer Pfanne erhitzen, die Pilze darin anbraten, dann den Reis hinzufügen.
4. Abschließend nach und nach Wasser oder Gemüsebrühe hinzufügen, bis der Reis gar ist und mit frischer Petersilie garnieren, mit Salz und Pfeffer abschmecken und sofort servieren. Guten Appetit!

Avocado Cashew Pasta

Fertig in: 20 Minuten

Portionen: 2 Portionen

Nährwerte: Kalorien 300 kcal; Kohlenhydrate 22g; Protein 12g; Fett 18g

Zutaten:

- 200 g Vollkornnudeln
- 2 Avocados
- 50 g Cashewkerne
- Frischer Koriander
- 2 EL Olivenöl
- Saft von 1 Limette
- Salz, Pfeffer

Zubereitung:

1. Zu Beginn die Vollkornnudeln nach Packungsanweisung kochen, abgießen und beiseitestellen und die Avocados halbieren, den Kern entfernen und das Fruchtfleisch würfeln.
2. Anschließend die Cashewkerne in einer Pfanne ohne Öl rösten.
3. Jetzt die Avocado, Cashewkerne und frischen Koriander in einen Mixer geben, Olivenöl hinzufügen, pürieren, mit Limettensaft verfeinern.
4. Zum Schluss die Nudeln mit der Avocado-Cashew-Sauce vermengen, mit Salz und Pfeffer abschmecken und sofort servieren. Guten Appetit!

Gebratener Halloumi mit Rucola

Fertig in: 20 Minuten

Portionen: 2 Portionen

Nährwerte: Kalorien 280 kcal; Kohlenhydrate 18g; Protein 14g; Fett 17g

Zutaten:

- 250 g Halloumi
- 100 g Rucola
- 200 g Erdbeeren
- Frische Minze
- 2 EL Olivenöl
- Balsamico-Dressing
- Salz, Pfeffer

Zubereitung:

1. Am Anfang den Halloumi in Scheiben schneiden und die Erdbeeren waschen, entstielen und halbieren.
2. Im Anschluss das Olivenöl in einer Pfanne erhitzen und den Halloumi darin goldbraun braten.
3. Jetzt den Rucola und Erdbeeren auf einem Teller anrichten, den gebratenen Halloumi darauf platzieren.
4. Am Ende mit frischer Minze garnieren, mit Balsamico-Dressing beträufeln, mit Salz und Pfeffer abschmecken und sofort servieren. Guten Appetit!

Gebackene Auberginen mit Tomatensauce
Fertig in: 35 Minuten

Portionen: 2 Portionen

Nährwerte: Kalorien 280 kcal; Kohlenhydrate 22g; Protein 12g; Fett 15g

Zutaten:

- 2 Auberginen
- 1 Dose passierte Tomaten
- Frisches Basilikum
- 2 EL Olivenöl
- 50 g Parmesan (gerieben)
- Salz, Pfeffer

Zubereitung:

1. Im ersten Schritt die Auberginen in Scheiben schneiden.
2. Hiernach das Olivenöl in einer Pfanne erhitzen, die Auberginenscheiben darin von beiden Seiten anbraten.
3. Dann die passierten Tomaten und frisches Basilikum in die Pfanne geben, kurz aufkochen lassen.
4. Im letzten Schritt die gebackenen Auberginen in eine Auflaufform legen, mit Tomatensauce übergießen, mit Parmesan bestreuen und im Ofen gratinieren, bis der Käse goldbraun ist. Sofort servieren. Guten Appetit!

Blumenkohlreis mit Gemüse
Fertig in: 15 Minuten

Portionen: 2 Portionen

Nährwerte: Kalorien 120 kcal; Kohlenhydrate 15g; Protein 5g; Fett 5g

Zutaten:

- 1 Blumenkohl
- 1 Möhre
- 1 Zucchini
- 2 EL Olivenöl
- Frische Petersilie
- Salz, Pfeffer

Zubereitung:

1. Vorerst den Blumenkohl waschen und in kleine Röschen zerteilen und die Möhre und Zucchini waschen und in feine Würfel schneiden.
2. Als nächstes das Olivenöl in einer Pfanne erhitzen, das Gemüse darin kurz anbraten.
3. Schließlich mit frischer Petersilie garnieren, mit Salz und Pfeffer abschmecken und sofort servieren. Guten Appetit!

Beilagen

Verfeinern Sie Ihre Mahlzeiten mit sorgfältig ausgewählten Beilagen, die nicht nur den Geschmack intensivieren, sondern auch gut verträglich sind. Diesee Beilagen runden Ihr Menü ab, ohne Sodbrennen zu provozieren.

Zitronen Basilikum Quinoa
Fertig in: 20 Minuten

Portionen: 2 Portionen

Nährwerte: Kalorien 270 kcal; Kohlenhydrate 25g; Protein 10g; Fett 15g

Zutaten:

- 1 Tasse Quinoa
- Saft von 2 Zitronen
- Frisches Basilikum
- 2 EL Olivenöl
- Salz, Pfeffer

Zubereitung:

1. Zuerst den Quinoa nach Packungsanweisung kochen, abgießen und beiseitestellen und den Saft von zwei Zitronen auspressen.
2. Folglich das Olivenöl in einer Schüssel mit dem Zitronensaft vermengen. Frisches Basilikum fein hacken und hinzufügen.
3. Zuletzt den gekochten Quinoa unterheben, mit Salz und Pfeffer abschmecken und sofort servieren. Guten Appetit!

Süßkartoffelstampf

Fertig in: 25 Minuten

Portionen: 2 Portionen

Nährwerte: Kalorien 180 kcal; Kohlenhydrate 25g; Protein 2g; Fett 8g

Zutaten:

- 2 Süßkartoffeln
- 50 ml fettarme Milch
- 2 EL Olivenöl
- Frischer Thymian
- Salz, Pfeffer

Zubereitung:

1. Als erstes die Süßkartoffeln schälen und in Würfel schneiden und die Würfel in einem Topf mit Wasser kochen, bis sie weich sind.
2. Nachfolgend abgießen und mit fettarmer Milch, Olivenöl und frischem Thymian stampfen.
3. Als letztes mit Salz und Pfeffer abschmecken und sofort servieren. Guten Appetit!

Quark Dill Dip

Fertig in: 10 Minuten

Portionen: 2 Portionen

Nährwerte: Kalorien 80 kcal; Kohlenhydrate 5g; Protein 10g; Fett 3g

Zutaten:

- 200 g Magerquark
- Frischer Dill
- Saft von 1 Zitrone
- Salz, Pfeffer

Zubereitung:

1. Vorab den Magerquark in eine Schüssel geben und den frischen Dill fein hacken und hinzufügen.
2. Im nächsten Schritt den Saft einer Zitrone darüber pressen.
3. Letztlich mit Salz und Pfeffer abschmecken und sofort servieren. Guten Appetit!

Brokkoli Mandel Beilage

Fertig in: 15 Minuten

Portionen: 2 Portionen

Nährwerte: Kalorien 150 kcal; Kohlenhydrate 10g; Protein 6g; Fett 10g

Zutaten:

- 1 Brokkoli
- 50 g Mandelblättchen
- 2 EL Olivenöl
- Salz, Pfeffer

Zubereitung:

1. Anfangs den Brokkoli waschen und in Röschen teilen und die Mandelblättchen in einer Pfanne ohne Öl rösten.
2. Anschließend das Olivenöl in einer Pfanne erhitzen, die Brokkoli Röschen darin kurz anbraten.
3. Abschließend die gerösteten Mandelblättchen hinzufügen, mit Salz und Pfeffer abschmecken und sofort servieren. Guten Appetit!

Paprika Zucchini Mix
Fertig in: 20 Minuten

Portionen: 2 Portionen

Nährwerte: Kalorien 100 kcal; Kohlenhydrate 15g; Protein 4g;
Fett 5g

Zutaten:

- 2 Paprikaschoten (gelb und rot)
- 2 Zucchini
- 2 EL Olivenöl
- Frische Petersilie
- Salz, Pfeffer

Zubereitung:

1. Zu Beginn die Paprikaschoten waschen und in Streifen schneiden und die Zucchini ebenfalls waschen und in dünne Scheiben schneiden.
2. Als nächstes das Olivenöl in einer Pfanne erhitzen, Paprika und Zucchini darin kurz anbraten.
3. Zum Schluss mit frischer Petersilie garnieren, mit Salz und Pfeffer abschmecken und sofort servieren. Guten Appetit!

Quinoa Spinat Bratlinge
Fertig in: 30 Minuten

Portionen: 2 Portionen

Nährwerte: Kalorien 220 kcal; Kohlenhydrate 20g; Protein 8g; Fett 12g

Zutaten:

- 1 Tasse Quinoa
- 200 g frischer Spinat
- 1 Ei
- 50 g Haferflocken
- 2 EL Olivenöl
- Salz, Pfeffer

Zubereitung:

1. Am Anfang den Quinoa nach Packungsanweisung kochen, abgießen und beiseitestellen und den frischen Spinat waschen und grob hacken.
2. Hiernach das Olivenöl in einer Pfanne erhitzen, den Spinat darin kurz anbraten, bis er zusammenfällt.
3. Nun den Quinoa, angebratenen Spinat, Ei und Haferflocken in einer Schüssel vermengen.
4. Am Ende mit Salz und Pfeffer würzen, kleine Bratlinge formen und in der Pfanne goldbraun braten. Sofort servieren. Guten Appetit!

Spinat Kartoffel Püree
Fertig in: 25 Minuten

Portionen: 2 Portionen

Nährwerte: Kalorien 160 kcal; Kohlenhydrate 20g; Protein 4g; Fett 8g

Zutaten:

- 4 Kartoffeln
- 200 g frischer Spinat
- 50 ml fettarme Milch
- 2 EL Olivenöl
- Muskatnuss
- Salz, Pfeffer

Zubereitung:

1. Im ersten Schritt die Kartoffeln schälen, in Würfel schneiden und in Wasser kochen, bis sie weich sind und den frischen Spinat waschen und grob hacken.
2. Anschließend das Olivenöl in einer Pfanne erhitzen, den Spinat darin kurz anbraten, bis er zusammenfällt.
3. Danach die gekochten Kartoffeln stampfen, fettarme Milch und angebratenen Spinat hinzufügen.
4. Im letzten Schritt mit geriebener Muskatnuss, Salz und Pfeffer abschmecken und sofort servieren. Guten Appetit!

Auberginen Tofu Gemüse
Fertig in: 25 Minuten

Portionen: 2 Portionen

Nährwerte: Kalorien 180 kcal; Kohlenhydrate 15g; Protein 10g; Fett 10g

Zutaten:

- 1 Aubergine
- 200 g Tofu
- 1 Paprika (grün oder gelb)
- 2 EL Olivenöl
- 2 EL Sojasauce
- Frischer Koriander
- Salz, Pfeffer

Zubereitung:

1. Vorerst die Aubergine in Scheiben schneiden, den Tofu in Würfel schneiden und die Paprika waschen und in Streifen schneiden.
2. Folglich das Olivenöl in einer Pfanne erhitzen, den Tofu darin anbraten und die Auberginenscheiben und Paprikastreifen hinzufügen.
3. Schließlich mit Sojasauce ablöschen, frischen Koriander hinzufügen, mit Salz und Pfeffer abschmecken und sofort servieren. Guten Appetit!

Gebratener Rosenkohl mit Mandeln

Fertig in: 25 Minuten

Portionen: 2 Portionen

Nährwerte: Kalorien 180 kcal; Kohlenhydrate 15g; Protein 8g; Fett 10g

Zutaten:

- 300 g Rosenkohl
- 50 g Mandelblättchen
- 2 EL Olivenöl
- Zitronenabrieb
- Salz, Pfeffer

Zubereitung:

1. Als erstes den Rosenkohl putzen und halbieren und die Mandelblättchen in einer Pfanne ohne Öl rösten.
2. Als nächstes das Olivenöl in einer Pfanne erhitzen, den Rosenkohl darin anbraten.
3. Als letztes die gerösteten Mandelblättchen hinzufügen, mit Zitronenabrieb sowie Salz und Pfeffer abschmecken und sofort servieren. Guten Appetit!

Erbsen Minze Reis

Fertig in: 25 Minuten

Portionen: 2 Portionen

Nährwerte: Kalorien 180 kcal; Kohlenhydrate 30g; Protein 6g; Fett 4g

Zutaten:

- 1 Tasse Basmatireis
- 200 g gefrorene Erbsen
- Frische Minze
- 2 EL Olivenöl
- Zitronenzesten
- Salz, Pfeffer

Zubereitung:

1. Zuerst den Basmatireis nach Packungsanweisung kochen, abgießen und beiseitestellen und die gefrorenen Erbsen in heißem Wasser auftauen lassen.
2. Nachfolgend das Olivenöl in einer Pfanne erhitzen, die aufgetauten Erbsen kurz anbraten.
3. Zuletzt den gekochten Reis, frische Minze und Zitronenzesten hinzufügen, mit Salz und Pfeffer abschmecken und sofort servieren. Guten Appetit!

Blumenkohl Möhren Pfanne
Fertig in: 20 Minuten

Portionen: 2 Portionen

Nährwerte: Kalorien 140 kcal; Kohlenhydrate 18g; Protein 5g; Fett 6g

Zutaten:

- 1 Blumenkohl
- 2 Möhren
- 2 EL Olivenöl
- Frische Petersilie
- Salz, Pfeffer

Zubereitung:

1. Vorab den Blumenkohl in Röschen teilen und die Möhren schälen und in dünne Scheiben schneiden.
2. Jetzt das Olivenöl in einer Pfanne erhitzen, den Blumenkohl und die Möhren darin anbraten.
3. Letztlich mit frischer Petersilie garnieren, mit Salz und Pfeffer abschmecken und sofort servieren. Guten Appetit!

Kürbis Quark Auflauf

Fertig in: 30 Minuten

Portionen: 2 Portionen

Nährwerte: Kalorien 200 kcal; Kohlenhydrate 20g; Protein 10g; Fett 8g

Zutaten:

- 500 g Kürbis (Hokkaido)
- 200 g Magerquark
- 2 Eier
- 2 EL Olivenöl
- Frischer Thymian
- Salz, Pfeffer

Zubereitung:

1. Anfangs den Kürbis entkernen, in Würfel schneiden und in Wasser kochen, bis er weich ist.
2. Anschließend abgießen und mit einer Gabel zerdrücken. Den Magerquark, Eier, Olivenöl und frischen Thymian hinzufügen, gut vermengen.
3. Abschließend die Masse in eine Auflaufform füllen und im Ofen backen, bis der Auflauf goldbraun ist. Sofort servieren. Guten Appetit!

Rote Linsen Pfanne

Fertig in: 25 Minuten

Portionen: 2 Portionen

Nährwerte: Kalorien 250 kcal; Kohlenhydrate 20g; Protein 12g; Fett 12g

Zutaten:

- 1 Tasse rote Linsen
- 200 g frischer Spinat
- 2 EL Olivenöl
- Frische Petersilie
- Salz, Pfeffer

Zubereitung:

1. Zu Beginn die roten Linsen gründlich abspülen und den frischen Spinat waschen und grob hacken.
2. Anschließend das Olivenöl in einer Pfanne erhitzen und die abgespülten Linsen hinzufügen, kurz anbraten, Spinat unterheben, mit frischer Petersilie garnieren.
3. Zum Schluss mit Salz und Pfeffer abschmecken und sofort servieren. Guten Appetit!

Brokkoli Sesam Beilage

Fertig in: 15 Minuten

Portionen: 2 Portionen

Nährwerte: Kalorien 120 kcal; Kohlenhydrate 10g; Protein 7g; Fett 8g

Zutaten:

- 1 Brokkoli
- 2 EL Sesamsamen
- 2 EL Olivenöl
- 2 EL Sojasauce
- Salz, Pfeffer

Zubereitung:

1. Am Anfang den Brokkoli waschen und in Röschen teilen und die Sesamsamen in einer Pfanne ohne Öl rösten.
2. Folglich das Olivenöl in einer Pfanne erhitzen, Brokkoli Röschen darin kurz anbraten.
3. Am Ende die gerösteten Sesamsamen hinzufügen, mit Sojasauce beträufeln, mit Salz und Pfeffer abschmecken und sofort servieren. Guten Appetit!

Kichererbsen Kartoffel Rösti

Fertig in: 25 Minuten

Portionen: 2 Portionen

Nährwerte: Kalorien 220 kcal; Kohlenhydrate 25g; Protein 8g; Fett 10g

Zutaten:

- 1 Dose Kichererbsen (abgetropft)
- 3 Kartoffeln
- 1 Zucchini
- 2 EL Olivenöl
- Frischer Koriander
- Salz, Pfeffer

Zubereitung:

1. Im ersten Schritt Kichererbsen abspülen und abtropfen lassen und die Kartoffeln und Zucchini schälen, grob reiben und in einem sauberen Geschirrtuch auspressen.
2. Im Anschluss die abgetropften Kichererbsen, geriebenen Kartoffeln und Zucchini in einer Schüssel vermengen.
3. Danach das Olivenöl in einer Pfanne erhitzen, kleine Rösti formen, goldbraun braten.
4. Im letzten Schritt mit frischem Koriander garnieren, mit Salz und Pfeffer abschmecken und sofort servieren. Guten Appetit!

Desserts

Schließen Sie Ihr Mahl mit verlockenden Desserts ab, die nicht nur süß und lecker sind, sondern auch magenschonend. Entdecken Sie unwiderstehliche süße Versuchungen, die Ihr Genusserlebnis ohne Sodbrennen vollenden.

Gebackene Birnen mit Zimt

Fertig in: 25 Minuten

Portionen: 2 Portionen

Nährwerte: Kalorien 180 kcal; Kohlenhydrate 40g; Protein 2g; Fett 1g

Zutaten:

- 4 Birnen
- 2 EL Honig
- 1 TL Zimt
- 2 EL Mandelblättchen
- Frische Minze

Zubereitung:

1. Vorerst die Birnen waschen, halbieren und entkernen. Honig über die Birnen träufeln.
2. Daraufhin mit Zimt bestreuen, Mandelblättchen darüber streuen.
3. Schließlich im Ofen backen, bis die Birnen weich sind. Mit frischer Minze garnieren und sofort servieren. Guten Appetit!

Apfel Vanille Kompott
Fertig in: 20 Minuten

Portionen: 2 Portionen

Nährwerte: Kalorien 120 kcal; Kohlenhydrate 30g; Protein 1g; Fett 0g

Zutaten:

- 4 Äpfel
- 1 Vanilleschote
- 2 EL Honig
- Zitronenschale

Zubereitung:

1. Als erstes die Äpfel schälen, entkernen und in Würfel schneiden.
2. Als nächstes die Vanilleschote längs aufschneiden und das Mark herauskratzen.
3. Anschließend die Äpfel mit Vanillemark, Honig und Zitronenschale köcheln lassen, bis sie weich sind.
4. Als letztes das Kompott sofort servieren und genießen. Guten Appetit!

Beeren Joghurt Parfait

Fertig in: 15 Minuten

Portionen: 2 Portionen

Nährwerte: Kalorien 160 kcal; Kohlenhydrate 20g; Protein 8g; Fett 5g

Zutaten:

- 200 g Beerenmischung (Himbeeren, Blaubeeren, Erdbeeren)
- 250 g fettarmer Joghurt
- 2 EL Honig
- 2 EL Mandelblättchen

Zubereitung:

1. Zuerst die Beeren waschen und den fettarmen Joghurt mit Honig vermengen.
2. Nun abwechselnd Joghurt, Beeren und Mandelblättchen in Gläser schichten.
3. Zuletzt das Parfait sofort servieren und genießen. Guten Appetit!

Apfel Walnuss Quark
Fertig in: 10 Minuten

Portionen: 2 Portionen

Nährwerte: Kalorien 200 kcal; Kohlenhydrate 15g; Protein 12g; Fett 10g

Zutaten:

- 400 g Magerquark
- 2 Äpfel
- 50 g Walnüsse
- 2 EL Honig

Zubereitung:

1. Vorab den Magerquark in eine Schüssel geben und die Äpfel waschen, entkernen und in Würfel schneiden.
2. Hiernach die Walnüsse grob hacken. Quark mit Äpfeln und Walnüssen vermengen.
3. Letztlich mit Honig süßen und sofort servieren. Guten Appetit!

Haferflocken Bananen Muffins
Fertig in: 30 Minuten

Portionen: 2 Portionen

Nährwerte: Kalorien 180 kcal; Kohlenhydrate 30g; Protein 4g; Fett 5g

Zutaten:

- 1 Tasse Haferflocken
- 2 Bananen
- 2 Eier
- 2 EL Honig
- 1 TL Backpulver

Zubereitung:

1. Anfangs die Haferflocken in einem Mixer zerkleinern und die Bananen schälen und zerdrücken.
2. Anschließend die Haferflocken, Bananen, Eier, Honig und Backpulver vermengen.
3. Abschließend in Muffinförmchen füllen und im Ofen backen, bis sie goldbraun sind und sofort servieren. Guten Appetit!

Mandel Reis Pudding

Fertig in: 40 Minuten

Portionen: 2 Portionen

Nährwerte: Kalorien 240 kcal; Kohlenhydrate 30g; Protein 6g; Fett 10g

Zutaten:

- 1 Tasse Milch
- ½ Tasse Reis
- 2 EL Mandelblättchen
- 2 EL Honig
- Vanilleextrakt

Zubereitung:

1. Zu Beginn die Milch in einem Topf erhitzen und den Reis hinzufügen und köcheln lassen, bis er weich ist.
2. Hiernach die Mandelblättchen rösten und den gekochten Reis mit Mandeln, Honig und Vanilleextrakt vermengen.
3. Zum Schluss den Reis Pudding sofort servieren. Guten Appetit!

Pfirsich Sorbet

Fertig in: 5 Stunden (Gefrierzeit)

Portionen: 2 Portionen

Nährwerte: Kalorien 120 kcal; Kohlenhydrate 30g; Protein 1g; Fett 0g

Zutaten:

- 4 Pfirsiche
- 2 EL Honig
- Saft von 1 Zitrone

Zubereitung:

1. Am Anfang die Pfirsiche schälen, entkernen und in Stücke schneiden und dann in einen Mixer geben.
2. Folglich den Honig und Zitronensaft hinzufügen, alles pürieren und die Mischung in eine gefrierfeste Form geben und mindestens 5 Stunden einfrieren.
3. Am Ende das Sorbet aus dem Gefrierschrank nehmen, kurz antauen lassen und sofort servieren. Guten Appetit!

Feigen Walnuss Snack

Fertig in: 10 Minuten

Portionen: 2 Portionen

Nährwerte: Kalorien 160 kcal; Kohlenhydrate 20g; Protein 3g; Fett 8g

Zutaten:

- 4 Feigen
- 50 g Walnüsse
- 2 EL Honig

Zubereitung:

1. Im ersten Schritt die Feigen waschen und halbieren und die Walnüsse grob hacken.
2. Im nächsten Schritt die Feigen mit den gehackten Walnüssen bestreuen und mit Honig beträufeln.
3. Im letzten Schritt den Snack sofort servieren. Guten Appetit!

Aprikosen Mandel Crumble

Fertig in: 35 Minuten

Portionen: 2 Portionen

Nährwerte: Kalorien 220 kcal; Kohlenhydrate 30g; Protein 4g; Fett 10g

Zutaten:

- 6 Aprikosen
- 50 g Mandelblättchen
- 2 EL Honig
- 3 EL Haferflocken

Zubereitung:

1. Vorerst die Aprikosen waschen, halbieren und entkernen und die Mandelblättchen rösten.
2. Hiernach die Aprikosen in eine Auflaufform geben, mit Mandelblättchen bestreuen.
3. Jetzt den Honig darüber träufeln, mit Haferflocken bestreuen und im Ofen backen, bis der Crumble goldbraun ist.
4. Schließlich den Crumble sofort servieren und genießen. Guten Appetit!

Himbeere Minze Eis

Fertig in: 5 Stunden (Gefrierzeit)

Portionen: 2 Portionen

Nährwerte: Kalorien 120 kcal; Kohlenhydrate 25g; Protein 2g; Fett 1g

Zutaten:

- 2 Tassen Himbeeren
- 200 ml Kokosmilch
- Frische Minze
- 2 EL Honig

Zubereitung:

1. Zuerst die Himbeeren waschen und einige Himbeeren für die Dekoration beiseitestellen.
2. Als nächstes die übrigen Himbeeren mit der Kokosmilch pürieren und mit Honig süßen.
3. Danach in Eisformen füllen, Minze Blätter und ganze Himbeeren hinzufügen und mindestens 5 Stunden einfrieren.
4. Zuletzt nach dem Gefrieren sofort servieren. Guten Appetit!

Pflaumen Hafer Cookies
Fertig in: 25 Minuten

Portionen: 2 Portionen

Nährwerte: Kalorien 180 kcal; Kohlenhydrate 25g; Protein 4g;
Fett 8g

Zutaten:

- 1 Tasse Haferflocken
- 4 Pflaumen
- 2 EL Honig
- 50 g Mandelmehl

Zubereitung:

1. Als erstes die Haferflocken in einem Mixer zerkleinern und die Pflaumen entkernen und in kleine Stücke schneiden.
2. Anschließend die Haferflocken, Pflaumen, Honig und Mandelmehl vermengen.
3. Als letztes kleine Cookies formen und auf einem Backblech im Ofen backen, bis sie goldbraun sind und dann sofort servieren. Guten Appetit!

Zitronen Ingwer Sorbet

Fertig in: 5 Stunden (Gefrierzeit)

Portionen: 2 Portionen

Nährwerte: Kalorien 100 kcal; Kohlenhydrate 30g; Protein 1g; Fett 0g

Zutaten:

- Saft von 3 Zitronen
- 1 Stück Ingwer (2 cm)
- 2 EL Honig

Zubereitung:

1. Vorab den Saft von 3 Zitronen auspressen und das Stück Ingwer fein hacken.
2. Daraufhin den Zitronensaft mit gehacktem Ingwer und Honig vermengen.
3. Nun die Mischung in eine gefrierfeste Form geben und mindestens 5 Stunden einfrieren.
4. Letztlich nach dem Gefrieren das Sorbet aus dem Gefrierschrank nehmen, kurz antauen lassen und sofort servieren. Guten Appetit!

Nuss Sesam Riegel
Fertig in: 20 Minuten

Portionen: 2 Portionen

Nährwerte: Kalorien 200 kcal; Kohlenhydrate 15g; Protein 6g; Fett 12g

Zutaten:

- 1 Tasse gemischte Nüsse (Walnüsse, Mandeln, Cashews)
- 2 EL Sesamsamen
- 3 Datteln
- 2 EL Honig

Zubereitung:

1. Anfangs die gemischten Nüsse grob hacken und die Datteln entkernen und in kleine Stücke schneiden.
2. Im Anschluss die gehackten Nüsse, Sesamsamen, Dattelstücke und Honig vermengen.
3. Jetzt die Mischung in eine rechteckige Form drücken und im Kühlschrank fest werden lassen.
4. Abschließend in Riegel schneiden und sofort servieren. Guten Appetit!

Erdbeere Quark Dip

Fertig in: 15 Minuten

Portionen: 2 Portionen

Nährwerte: Kalorien 140 kcal; Kohlenhydrate 20g; Protein 8g; Fett 4g

Zutaten:

- 200 g Erdbeeren
- 250 g Magerquark
- 2 EL Honig
- Frische Minze

Zubereitung:

1. Zu Beginn die Erdbeeren waschen, entstielen und halbieren.
2. Nachfolgend den Magerquark mit den Erdbeeren und Honig vermengen.
3. Zum Schluss mit frischer Minze garnieren und sofort servieren. Guten Appetit!

Feigen Hafer Snack

Fertig in: 10 Minuten

Portionen: 2 Portionen

Nährwerte: Kalorien 160 kcal; Kohlenhydrate 25g; Protein 4g; Fett 5g

Zutaten:

- 4 Feigen
- 1 Tasse Haferflocken
- 2 EL Honig
- 2 EL Mandelblättchen

Zubereitung:

1. Am Anfang die Feigen waschen und halbieren und die Haferflocken in einer Pfanne ohne Öl rösten.
2. Folglich die Feigen auf die gerösteten Haferflocken legen, mit Honig beträufeln und mit Mandelblättchen bestreuen.
3. Am Ende den Snack sofort servieren und genießen. Guten Appetit!

14 Tage Ernährungsplan
Tag 1

Tag 2

Tag 3

Tag 4

Tag 5

Tag 6

Tag 7

Tag 8

Tag 9

Tag 10

Tag 11

Morgens: Haferflocken Bananen Pfannkuchen   S.22

Mittags: Rindergulasch mit Kürbispüree   S.122

Abends: Linsen Kürbis Suppe   S.66

Tag 12

Morgens: Zucchinibrot mit Walnüssen   S.37

Mittags: Blumenkohlreis mit Gemüse   S.147

Abends: Quark Dill Dip   S.151

Tag 13

Morgens: Apfel Zimt Haferflocken Smoothie   S.57

Mittags: Makrele Tacos   S.126

Abends: Kichererbsen Kartoffel Rösti   S.163

Tag 14

Morgens: Buchweizenpfannkuchen mit

Himbeersauce   S.39

Mittags: Spinat Quiche mit Tomaten   S.141

Abends: Artischocken Zucchini Salat   S.97

Schlussworte

Mit diesen zahlreichen und leckeren Rezepten wird Ihnen die Bekämpfung von Sodbrennen sehr viel leichter fallen. Sie werden schon zeitnah eine große Veränderung im Körper spüren können.

Es kann sein, dass die Umstellung der Ernährung zu Anfang schwerfallen wird, dennoch wird die Verbesserung schnell eintreffen.

Ich hoffe sehr, dass ich Ihnen anhand der Rezepte bei dem Erreichen Ihres Zieles unterstützen kann, damit Sie so schnell wie möglich ein Ihr gewohntes Leben wieder leben können.

Vielen Dank für den Kauf dieses Buchs! Wir hoffen, dass Sie mit unserem Produkt zufrieden sind. Kundenzufriedenheit ist uns extrem wichtig, und wir freuen uns, wenn Sie uns Ihre Eindrücke und Feedback mitteilen könnten. Es wäre toll, wenn Sie sich kurz die Zeit nehmen könnten, eine Bewertung bei Amazon zu schreiben. Denn dann helfen Sie auch anderen Kunden bei der Auswahl. Bei Fragen zum Buch, weiteren Anliegen und natürlich auch Kritik stehen wir Ihnen selbstverständlich gerne zur Verfügung! Schreiben Sie uns am besten eine E-Mail oder rufen Sie uns an.

Viele Grüße und alles Gute.

Impressum

Herausgegeben durch:

Jan Maruhn

Marie-Curie-Allee 77

10315 Berlin

Deutschland

E-Mail: verlag@web-ts.de

Haftungsausschluss

Die Umsetzung aller enthaltenen Informationen, Anleitungen und Strategien dieses Werkes erfolgt auf eigenes Risiko. Für etwaige Schäden jeglicher Art kann der Autor aus keinem Rechtsgrund eine Haftung übernehmen. Für Schäden materieller oder ideeller Art, die durch die Nutzung oder Nichtnutzung der Informationen bzw. durch die Nutzung fehlerhafter und/oder unvollständiger Informationen verursacht wurden, sind Haftungsansprüche gegen den Autor grundsätzlich ausgeschlossen. Ausgeschlossen sind daher auch jegliche Rechts- und Schadensersatzansprüche. Dieses Werk wurde mit größter Sorgfalt nach bestem Wissen und Gewissen erarbeitet und niedergeschrieben. Für die Aktualität, Vollständigkeit und Qualität der Informationen übernimmt der Autor jedoch keinerlei Gewähr. Auch können Druckfehler und Falschinformationen nicht vollständig ausgeschlossen werden. Für fehlerhafte Angaben vom Autor kann keine juristische Verantwortung sowie Haftung in irgendeiner Form übernommen werden.

Urheberrecht

Alle Inhalte dieses Werkes sowie Informationen, Strategien und Tipps sind urheberrechtlich geschützt. Alle Rechte sind vorbehalten. Jeglicher Nachdruck oder jegliche Reproduktion – auch nur auszugsweise – in irgendeiner Form wie Fotokopie oder ähnlichen Verfahren, Einspeicherung, Verarbeitung, Vervielfältigung und Verbreitung mit Hilfe von elektronischen Systemen jeglicher Art (gesamt oder nur auszugsweise) ist ohne ausdrückliche schriftliche Genehmigung des Autors strengstens untersagt. Alle Übersetzungsrechte vorbehalten. Die Inhalte dürfen keinesfalls veröffentlicht werden. Bei Missachtung behält sich der Autor rechtliche Schritte vor.